# Insulinresistenz natürlich besiegen

# Insulinresistenz natürlich besiegen

## Mit Schritt-für-Schritt Anleitung zur individuellen Umsetzung

Dr. Sarah Neidler

1. Auflage
Copyright © 2023 – Dr. Sarah Neidler
Alle Rechte vorbehalten.
Coverdesign: Maryna Yakovchuk
Herausgeber: Dr. Sarah Neidler
ISBN: 9798859607228
ASIN: B0CG66GK6P

# Inhaltsverzeichnis


Insulinresistenz: Die größte gesundheitliche Bedrohung der modernen Welt? .................................................................................9

Für wen ist dieses Buch? ..................................................................10

Was erwartet dich in diesem Buch? ................................................11

Teil 1: Grundlagen ............................................................................12

Was ist Insulin? .................................................................................13

Insulin senkt den Blutzucker ...........................................................13

Insulin ist ein Fettspeicherhormon ................................................14

Insulin fördert die Proteinsynthese ................................................14

Weitere Funktionen von Insulin ......................................................14

Was ist Insulinresistenz? ..................................................................17

Insulinresistenz in den Fettzellen ...................................................18

Insulinresistenz in der Leber ...........................................................20

Warum ist Insulinresistenz schädlich? – Die Folgen von Insulinresistenz ..................................................................................23

Herz-Kreislauf-Erkrankungen .........................................................24

Krebs ...................................................................................................25

Nierenversagen ..................................................................................26

Demenz ...............................................................................................27

Neuropathie .......................................................................................28

Insulinresistenz erhöht das Risiko für altersbedingte Erkrankungen ......................................................................................28

Symptome: Daran erkennst du eine Insulinresistenz ....................29

Bluthochdruck ...................................................................................30

Starke Müdigkeit nach dem Essen ..................................................31

Unterzuckerungssymptome ..............................................................32

Heißhunger auf Süßes und einfache Kohlenhydrate ............... 32

Erhöhte Entzündungswerte ........................................ 33

Gewichtsprobleme, insbesondere in der Bauchgegend ............. 35

Erhöhte Blutfett- und schlechte Cholesterinwerte .............. 35

Hautläppchen (Skin Tags) und dunkel verfärbte Hautstellen .... 36

PCOS und Unfruchtbarkeit ........................................ 37

Erektionsstörungen bei Männern .................................. 37

Erhöhter Blutzucker ............................................. 38

Bist du insulinresistent? ....................................... 38

Diagnose von Insulinresistenz ................................... 41

HOMA-Index ...................................................... 41

Oraler Glukosetoleranztest mit Insulin .......................... 42

Proinsulin ...................................................... 42

QUICKI-Index .................................................... 43

TG/HDL-Verhältnis ............................................... 43

Teil 2: Insulinresistenz rückgängig machen ...................... 44

Ernährung: Blutzucker und Insulinspiegel niedrig halten ......... 45

Fasten: Der Nachbar fährt in den Urlaub ......................... 45

Intervallfasten: Kurzurlaub ..................................... 47

Low Carb ........................................................ 62

Blutzucker- und Insulinspiegel trotz Kohlenhydraten niedrig halten ........................................................... 78

Nahrungsergänzungsmittel bei Insulinresistenz ................... 96

Sport: aktive Muskeln wirken Insulinresistenz entgegen .......... 103

Aerobes Training ................................................ 103

Anaerobes Training .............................................. 104

Indirekte positive Auswirkungen von Sport ....................... 105

Intensiver Sport kann den Blutzucker *kurzfristig* ansteigen lassen ........................................................... 105

Sport und Intervallfasten kombinieren ...................................................106

Wie fängst du an? ...................................................................................106

Interview mit Tim Böttner: Praktische Tipps für mehr Bewegung
im Alltag. ...............................................................................................107

Schlafoptimierung: Insulinresistenz im Schlaf besiegen ...............111

Wie erholsam ist dein Schlaf? ...........................................................111

So verbesserst du deine Schlafqualität ............................................112

Stressmanagement: ein nicht zu unterschätzender Faktor ...........119

Stressfaktoren in Angriff nehmen.....................................................120

Umsetzung: Maßnahmen Schritt-für-Schritt realisieren ...............129

1.     Istzustand bestimmen und Fortschritt dokumentieren ..129

2.     Mahlzeitenoptimierung ...........................................................132

3.     Optimierung der Essenszeiten und Intervallfasten.........142

4.     Sport.............................................................................................145

5.     Schlafoptimierung ...................................................................145

6.     Stressmanagement....................................................................146

Abschließende Worte............................................................................147

Literaturverzeichnis.............................................................................149

# Insulinresistenz: Die größte gesundheitliche Bedrohung der modernen Welt?

Wusstest du, dass nur 12 % der Erwachsenen metabolisch gesund sind?[1] Oder umgekehrt: 88 % der Erwachsenen weisen eines oder mehrere Symptome des metabolischen Syndroms auf. Um zu verstehen, was das metabolische Syndrom ist, stelle dir einfach den Durchschnittsmenschen in der heutigen Wohlstandsgesellschaft vor:

- Bauch
- Bluthochdruck
- Schlechte Cholesterinwerte
- Evtl. erhöhter Blutzucker

Dies ist in wenigen Worten zusammengefasst, das metabolische Syndrom. Das metabolische Syndrom wird durch Insulinresistenz verursacht. Bleibt das metabolische Syndrom unbehandelt, ist das Risiko sehr groß, dass es irgendwann zu Diabetes Typ 2 kommt (auch als Altersdiabetes bekannt).

Ist dieser Mensch noch jung, hat er wahrscheinlich keine weiteren sichtbaren Beschwerden. Je älter er wird, desto mehr Beschwerden schleichen sich mit der Zeit ein: die Leistungsfähigkeit lässt nach, er vergisst immer häufiger Sachen, er fühlt sich den meisten Tag über wie gerädert, der Bauch wird immer dicker, eventuell kommt es zu Gelenkschmerzen und anderen Schmerzen. Im fortgeschrittenen Alter ist dann das Risiko für ernsthafte gesundheitliche Probleme sehr hoch: Herzbeschwerden, Demenz, Krebs, Leber- und Nierenerkrankungen, Diabetes Typ 2, usw.

Natürlich werden wir alle älter und sterben irgendwann. Krankheiten lassen sich nicht vermeiden. Insulinresistenz treibt aber den Alterungsprozess unnötig schnell voran und ist Kernursache vieler Zivilisationskrankheiten. Allen voran Herz-Kreislauf-Erkrankungen – die Todesursache Nr. 1.

Und 88 % der Erwachsenen sind entweder schon insulinresistent oder auf dem besten Weg dorthin. Das große Problem: Die allermeisten ahnen nichts davon.

Ich hoffe, du verstehst jetzt, warum das Thema Insulinresistenz außerordentlich wichtig ist und mir so sehr am Herzen liegt, dass ich dem Thema ein ganzes Buch widme.

Insulinresistenz ist so weit verbreitet, dass unser Gesundheitssystem damit völlig überfordert ist. Deswegen wird einzelnen Symptomen kaum Aufmerksamkeit geschenkt. Beispielsweise leidet jeder dritte Erwachsene unter Bluthochdruck.[2] Insulinresistenz ist die primäre Ursache von Bluthochdruck.[3]

Als Reaktion darauf verschreiben die meisten Ärzte einfach einen Blutdrucksenker. Erst wenn auch der Blutzucker irgendwann erhöht ist, fängt der Arzt an, es ernst zu nehmen. Er wird dir dann wahrscheinlich sagen, dass du abnehmen und mehr Sport machen sollst. Falls deine Cholesterinwerte dann schon außerordentlich schlecht sind, wird er auch noch Statine verschreiben, um das Risiko für einen Herzinfarkt zu senken.

In Deutschland haben ca. 8,5 Millionen Menschen Diabetes.[4] Schätzungsweise weitere 2 Millionen Menschen haben Diabetes, aber wissen nichts davon.[4] Das ist in etwa jeder 6. Erwachsene. Davon sind vor allem ältere Menschen betroffen, aber das Durchschnittsalter für Diabetes (Typ 2) sinkt immer weiter.

Diabetes Typ 2 ist aber nur die Spitze des Eisbergs.

Deutlich mehr Menschen sind von Insulinresistenz betroffen. Genaue Zahlen gibt es dazu nicht, da es in den meisten Fällen nicht diagnostiziert wird. Aber die zu Anfang erwähnten 88 % lassen ahnen, wie groß das Ausmaß des Problems ist.

## Für wen ist dieses Buch?

Dieses Buch ist für dich, wenn bei dir Insulinresistenz diagnostiziert wurde oder du den Verdacht hast, insulinresistent zu sein. Das Buch kann dir aber auch helfen, wenn du metabolisch gesund bist und verhindern möchtest, irgendwann insulinresistent zu werden. Denn der moderne Lebensstil führt unweigerlich früher oder später zu Insulinresistenz.

Falls du keinerlei Symptome hast, die auf Insulinresistenz hinweisen, wird dich dieses Buch wahrscheinlich nicht interessieren. Das ist leider so: Die meisten Menschen interessieren sich erst dann für einen gesunden Lebensstil, wenn die ersten gesundheitlichen Probleme auftauchen.

Trotzdem hoffe ich, mit diesem Buch auch Menschen zu erreichen, die noch nicht insulinresistent sind und mit dem Wissen in diesem Buch Insulinresistenz und damit einhergehende Krankheiten vermeiden können.

## Was erwartet dich in diesem Buch?

In diesem Buch lernst du, was Insulinresistenz ist und wie sie die Gesundheit bedroht. Außerdem erfährst du, wie du herausfinden kannst, ob du insulinresistent bist.

Der Fokus des Buches liegt jedoch darauf, dir zu helfen, Insulinresistenz rückgängig zu machen oder zu verhindern. Ich möchte betonen, dass es hier nicht darum geht, dir theoretisches Wissen anzueignen, sondern darum, dich bei der Umsetzung zu unterstützen.

Das Buch nur zu lesen, wird dir nicht helfen können: Du musst aktiv werden.

Am besten liest du das Buch zunächst einmal komplett durch. Dann solltest du dich an die Umsetzung machen, die im letzten Kapitel genau beschrieben ist. Nachdem du verstanden hast, wie die Umsetzung konkret aussieht, solltest du möglichst bald damit beginnen.

# Teil 1: Grundlagen

# Was ist Insulin?

Wenn du verstehen möchtest, was Insulinresistenz ist, musst du natürlich erst einmal wissen, was Insulin im Körper macht. Deswegen wird es zunächst etwas theoretisch, aber wir halten uns kurz.

Insulin ist ein sehr wichtiges Hormon mit zentralen Aufgaben im Kohlenhydrat-, Fett- und Proteinstoffwechsel. Gucken wir uns näher an, was Insulin genau macht.

## Insulin senkt den Blutzucker

Insulin wird in den Beta-Zellen der Bauchspeicheldrüse produziert. Die Produktion von Insulin hängt von der Zuckerkonzentration (in Form von Glukose) im Blut ab. Sobald der Blutzucker steigt, schüttet die Bauchspeicheldrüse Insulin aus. Insulin im Blut sorgt dafür, dass Zellen (die Hauptkonsumenten sind Muskelzellen) Zucker aus dem Blut aufnehmen. Was Muskelzellen nicht unmittelbar aufnehmen können, wird in Form von Glykogen in Muskeln und Leber gespeichert. Glykogen kannst du dir wie Zuckerketten vorstellen. Wir können ca. 2.000 kcal in Form von Glykogen speichern, also in etwa ein Tagesbedarf.

Ist der Blutzucker wieder im Normalbereich, sinkt auch der Insulinspiegel. Das sorgt dafür, dass ein anderes Hormon aus der Bauchspeicheldrüse freigesetzt wird: Glukagon. Glukagon ist ein wichtiger Gegenspieler von Insulin. Glukagon sorgt dafür, dass Glykogen abgebaut wird. Dadurch wird Zucker (Glukose) freigesetzt und gelangt ins Blut. So wird der Blutzuckerspiegel zwischen den Mahlzeiten oder bei längeren Essenspausen aufrechterhalten. Durch das Zusammenspiel von Insulin und Glukagon wird also der Blutzucker reguliert.

Ein erhöhter Blutzucker dient also Trigger für die Ausschüttung von Insulin, wodurch der Blutzucker wieder sinkt. Aber Insulin hat noch viele weitere Funktionen.

## Insulin ist ein Fettspeicherhormon

Insulin sorgt auch dafür, dass Fett gespeichert wird. Mithilfe von Insulin gelangt Fett aus dem Blut in die Fettzellen. Außerdem sorgt Insulin dafür, dass überschüssiger Zucker in Fett umgewandelt wird. Gleichzeitig hemmt Insulin den Abbau von Fett. Insulin ist also auch ein Fettspeicherhormon. Deswegen ist es schwer, mit einem erhöhten Insulinspiegel Gewicht in Form von Fett zu verlieren. Dazu mehr weiter unten.

## Insulin fördert die Proteinsynthese

Insulin stimuliert nicht nur die Aufnahme von Zucker aus dem Blut, sondern auch von Aminosäuren. Aminosäuren sind die Bausteine von Proteinen. Umgangssprachlich spricht man auch von Eiweiß.

Eiweiß aus dem Essen lässt den Insulinspiegel leicht ansteigen, aber längst nicht so stark wie Kohlenhydrate.

Insulin fördert nicht nur die Aufnahme von Aminosäuren, sondern auch die Proteinsynthese. Es sorgt also dafür, dass Aminosäuren zu Proteinen zusammengesetzt werden.

## Weitere Funktionen von Insulin

Insulin hat noch weitere Funktionen:

- Es fördert die DNA-Synthese: Durch die Teilung von Zellen entstehen im Körper neue Zellen. Dazu muss das Erbgut (die DNA) zunächst verdoppelt werden.
- Es inhibiert die Autophagie: Autophagie ist ein Recyclingprozess der Zelle, der durch Fasten stimuliert wird. Es ist wichtig, dass die Autophagie regelmäßig stattfindet. Probleme mit der Autophagie begünstigen viele Erkrankungen

wie z. B. Diabetes und Demenz. Autophagie findet nicht statt, wenn der Insulinspiegel erhöht ist.

- Es hemmt die Ausscheidung von Salz über die Nieren: Der Körper kann überschüssiges Salz normalerweise problemlos über die Nieren ausscheiden. Ist der Insulinspiegel dauerhaft erhöht, ist dieser Prozess gestört und es kommt zu Bluthochdruck.

# Was ist Insulinresistenz?

Insulinresistenz bedeutet, dass die Zellen nicht mehr gut auf Insulin reagieren. Sie werden Insulin gegenüber taub oder eben resistent.

Das ist ein großes Problem, da Insulin so viele wichtige Funktionen im Körper hat. Durch Insulinresistenz verliert Insulin seine Wirkung. Die gleiche Menge Insulin im Blut bewirkt bei jemanden mit Insulinresistenz nicht das Gleiche wie bei jemandem mit einem gesunden Stoffwechsel ohne Insulinresistenz.

Was das bedeutet, kann man gut mit der Wirkung von Insulin auf den Blutzucker erklären. Wenn du etwas isst, steigt dein Blutzucker an. Kurz darauf wird Insulin ausgeschüttet, was dafür sorgt, dass Muskelzellen Zucker aus dem Blut aufnehmen. Was Muskelzellen nicht unmittelbar aufnehmen können, wird in Form von Glykogen in Muskeln und Leber gespeichert. Dadurch sinkt der Blutzucker bald wieder ab. Das ist wichtig, denn ein hoher Blutzucker ist schädlich. Unter anderem verursacht er oxidativen Stress und Entzündungen.

Werden die Muskelzellen insulinresistent, nehmen sie Zucker aus dem Blut nicht mehr so bereitwillig auf. Die Lösung? Es muss mehr Insulin her. Die Bauchspeicheldrüse produziert als Antwort darauf also mehr Insulin. Das Problem ist, dass ein hoher Insulinspiegel die Insulinresistenz weiter verstärkt.

Dadurch muss die Bauchspeicheldrüse noch mehr Insulin produzieren, um den Blutzucker zu kontrollieren. Dies verstärkt die Insulinresistenz aber noch weiter. Du siehst also: Es ist ein wahrer Teufelskreis. Sobald es zu Insulinresistenz kommt, nimmt sie mit der Zeit immer mehr zu.

Um zu veranschaulichen, was Insulinresistenz ist, vergleich ich Insulin gerne mit einem Nachbarn, der regelmäßig an die Tür klopft.

Stell dir vor, du hast einen Nachbarn, der 1–2-mal täglich bei dir klopft. Das findest du vielleicht etwas nervig, aber es ist wahrscheinlich tolerierbar. Aber war passiert, wenn er plötzlich 5-mal täglich oder sogar stündlich klopft? Auch wenn du deinen Nachbarn eigentlich magst, du hast tagsüber viel zu tun und möchtest nicht ständig gestört werden.

Du hörst wahrscheinlich auf, jedes Mal die Tür zu öffnen. Du drehst die Musik lauter und tust so, als ob du das Klopfen nicht hörst. Was macht dein Nachbar daraufhin? Er klopft lauter. Irgendwann klingelt er Sturm. Du machst hingegen die Tür gar nicht mehr auf. Nur noch, wenn du Angst hast, dass er dir sonst die Tür einrennt.

Im Körper klopft Insulin also an die Tür der Zellen und bittet sie, Zucker aus dem Blut aufzunehmen. Wenn Insulin ständig klopft, „sagen" die Zellen irgendwann: „Du Insulin, ist ja schön, dass du schon wieder mit einer Ladung Zucker vorbeikommst. Aber wir haben noch genug. Außerdem haben wir noch andere Sachen zu tun. Hier herrscht schon Chaos, weil seit Tagen alles andere liegen geblieben ist." Und sie machen die Schotten dicht.

## Insulinresistenz in den Fettzellen

Aber nicht nur Muskelzellen werden Insulin gegenüber resistent. Sogar Fettzellen können insulinresistent werden. Aber gucken wir uns erst einmal an, wie sich normale, insulinsensitive Fettzellen verhalten.

Unser Fettgewebe ist der größte Energiespeicher des Körpers. Glykogen, worüber wir weiter oben gesprochen haben, kann ca. 2.000 kcal Energie speichern.

Da Glykogen Wasser bindet, nimmt Energie in Form von Glykogen viel Platz (und Gewicht) ein. Dies ist wahrscheinlich ein Grund, warum unser Körper Fett als Hauptenergiespeicher nutzt. 1 kg Fett enthält ca. 7.000 kcal Energie. Das ist also auf den Durchschnittsmenschen bezogen schon ca. der dreifache Tagesbedarf. Wenn man bedenkt, wie viele kg Fett wir alle mit uns herumschleppen, wird schnell klar, dass wir einen Energievorrat für mehrere Wochen, wenn nicht gar Monaten besitzen.

Insulin ist ein Fettspeicherhormon und sorgt dafür, dass Fett in den Fettzellen gespeichert wird. Solange die Fettzellen gut auf Insulin reagieren (also insulinsensitiv sind), nehmen sie bereitwillig Fett auf.

Wenn der Insulinspiegel niedrig und ein Großteil des Glykogens aufgebraucht ist, wird Fett aus den Fettdepots freigesetzt. Dadurch sind wir selbst in Hunger- oder Fastenzeiten gut mit Energie versorgt.

So weit, so gut. Es gibt jedoch ein Problem: Die Menge Fett, die im Fettgewebe gespeichert werden kann, ist begrenzt. Wenn sich die Speicherkapazität dem Ende zuneigt, nehmen Fettzellen Fett nicht mehr so gut auf. Und irgendwann ist die Kapazität völlig ausgeschöpft und sie nehmen kein weiteres Fett mehr auf.

Je „voller" die Fettzellen sind, desto weniger gut reagieren sie auf Insulin – sie werden insulinresistent.

## Die Speicherkapazität des Fettgewebes ist sehr individuell

Wie viel Fett unsere Fettzellen und unser Fettgewebe speichern können, ist individuell. Es gibt Menschen, die sehr große, beinahe unendliche Fettspeicher haben. Vor allem im Unterhautfettgewebe. Die Unterhaut ist ein guter Speicherort für Fett, im Gegensatz zu der Gegend um und in den inneren Organen. Darauf gehen wir gleich näher ein.

Menschen, die sehr viel Energie im Unterhautfettgewebe speichern können, haben meist keine ausgeprägte Insulinresistenz. Denn überschüssige Energie, die an einem sicheren Ort gespeichert wird, verursacht in der Regel keine größeren Probleme. (Zumindest aus Stoffwechselsicht. Ein hohes Körpergewicht kann natürlich andere Probleme verursachen, wie z. B. die Gelenke belasten.)

Im Gegensatz dazu gibt es Menschen, die kaum Energie im Unterhautfettgewebe speichern können. Dies sind die Zeitgenossen, die schier unendliche Mengen Junkfood in sich reinstopfen können, ohne merklich zuzunehmen. Sie werden von anderen Menschen mit Gewichtsproblemen oft beneidet. Aber nur weil jemand schlank ist, heißt das nicht, dass er gesund ist. Denn wenn jemand täglich mehr Energie aufnimmt, als er verbraucht, muss die Energie ja irgendwo hin. Aber wohin damit, wenn der dafür vorgesehene Speicherort sie nicht aufnimmt?

## Gefahr, sich in falscher Sicherheit zu wiegen

Wie die großen Unterschiede bei der Speicherkapazität im Unterhautfettgewebe zustande kommen, ist nicht gut verstanden. Es scheint vor allem genetisch bedingt zu sein. Oder zumindest hat man bisher nicht herausgefunden, ob und wie man es durch Ernährung und andere Lebensstilfaktoren wesentlich beeinflussen kann.

Dieser Unterschied führt jedoch oft dazu, dass sich schlanke Menschen in falscher Sicherheit wiegen. Während sich Übergewichtige bewusst sind, dass sie etwas ändern sollten, machen die Schlanken einfach fröhlich wie gewohnt weiter, solange sie keine Gewichtsprobleme haben. Das heißt jedoch noch lange nicht, dass sie gesund sind. Sie können trotzdem hochgradig insulinresistent sein und einen hohen Körperfettanteil haben. Man spricht auch von *Skinny fat*, also von „schlanken Fetten" oder von *TOFI:* Thin outside, fat inside, also außen schlank, innen fett.

## Insulinresistenz in der Leber

Der Zucker, den die Muskelzellen nach einer Mahlzeit nicht unmittelbar aufnehmen können, wird in Form von Glykogen in Muskeln und Leber gespeichert. Sobald der Blutzucker wieder im Normalbereich ist, sinkt auch der Insulinspiegel. Dann wird Glykogen abgebaut und Zucker freigesetzt. So wird also der Blutzucker zwischen den Mahlzeiten aufrechterhalten.

Solange dieser Zyklus regelmäßig stattfindet, ist alles in Ordnung: Der Blutzucker- und Insulinspiegel sind erhöht → Glykogen wird gespeichert → der Blutzucker- und Insulinspiegel sind niedrig → Glykogen wird abgebaut. Bei der nächsten Mahlzeit geht der Zyklus wieder von vorne los.

Problematisch wird es, wenn es keine Gelegenheit gibt, das Glykogen in der Zwischenzeit abzubauen. Wenn kurz nach der letzten Mahlzeit schon wieder das nächste Essen ansteht, geht der Körper zwischen den Mahlzeiten nicht an die Energiereserven. Was passiert, wenn es nie zu längeren Essenspausen kommt? Glykogen wird immer weiter aufgebaut, aber es wird nicht abgebaut.

Wie du bereits weißt, sind die Glykogenspeicher begrenzt. Sie fassen nur ca. 2.000 kcal. Versucht man, durch ständiges Essen noch mehr Glykogen in die Speicher zu zwängen, quillen sie irgendwann über.

Ist dieser Punkt erreicht, weigert sich die Leber, noch mehr Zucker aus dem Blut aufzunehmen und in Glykogen umzuwandeln. Selbst wenn der Insulinspiegel hoch ist. Kommt dir das bekannt vor? Ja, genau, die Situation ist ähnlich wie bei den Muskelzellen. Es kann sogar passieren, dass die Leber trotz Insulin im Blut Zucker freisetzt. Ist das der Fall, gibt es langsam ernsthafte Probleme mit der Blutzuckerkontrolle. Dies ist der erste Schritt in Richtung Prädiabetes und die Diagnose zu Diabetes Typ 2 ist nicht mehr weit, wenn nichts unternommen wird.

In ihrer Not fängt die Leber irgendwann an, überschüssigen Zucker in Fett umzuwandeln. Das ist der erste Schritt in Richtung Fettleber.

Die Leber ist ein zentrales Stoffwechselorgan mit vielen wichtigen Aufgaben im Fett-, Kohlenhydrat- und Proteinstoffwechsel. Lagert sich Fett in der Leber ein, kann sie diesen Aufgaben nicht mehr so gut nachgehen. Deswegen kommt es bei Fettleber zu schlechten Cholesterinwerten, erhöhten Blutfettwerten (Triglyceriden) und im späten Stadium auch zu Blutzuckerproblemen (Fettleber und Insulinresistenz sind die Ursache von Diabetes Typ 2).

Die gute Nachricht: Eine Fettleber ist weitestgehend reversibel. Sobald das Fett in der Leber abgebaut wird, läuft auch der Stoffwechsel wieder rund: Cholesterin- und Blutfettwerte normalisieren sich oft innerhalb kurzer Zeit. Erst im fortgeschrittenen Stadium kann Fett in der Leber bleibende Schäden verursachen. Denn irgendwann kommt es durch das ganze Fett zu Vernarbungen in der Leber, – man spricht von Leberzirrhose.

Ist der Insulinspiegel ständig erhöht, quellen nicht nur die Glykogenspeicher über. Denn Insulin sorgt auch dafür, dass Fett gespeichert wird. Sind die Kapazitäten des Fettgewebes erreicht, wird überschüssiges Fett in der Bauchgegend um die inneren Organe herum gespeichert. Man spricht auch von viszeralem Fettgewebe. Dies ist, verglichen mit dem Unterhautfettgewebe, kein guter Speicherort. Denn Bauchfett ist entzündungsfördernd und Ursache chronischer Entzündungen, die dem ganzen Körper schaden.

Kommen wir zum Kernproblem bei Insulinresistenz: Insulin ist ein Speicherhormon, welches bei Insulinresistenz stark erhöht ist. Solange der Insulinspiegel hoch ist, können wir unsere Energiereserven nicht (oder nur sehr begrenzt) anzapfen. Dadurch herrscht ein Energiemangel, obwohl überschüssige Energie da ist, die der Körper gerne loswerden würde (vor allem das Fett in der Leber).

# Warum ist Insulinresistenz schädlich? – Die Folgen von Insulinresistenz

Insulinresistenz geht mit zahlreichen Beschwerden und gesundheitlichen Problemen einher: Bluthochdruck, Gewichtsprobleme und Unterzuckerungssymptome sind einige Beispiele. Vermutlich bist du durch die Suche nach der Ursache dieser Beschwerden darauf gekommen, dass du insulinresistent sein könntest.

Insulinresistenz verursacht jedoch nicht nur unangenehmen Symptome, sie erhöht das Risiko für viele Erkrankungen und kann erste gesundheitliche Folgen haben.

Die meisten Menschen wissen, dass ein zu hoher Blutzucker schädlich ist. Sobald der Arzt feststellt, dass der Blutzucker zu hoch ist, schlägt auch er Alarm und betont die Dringlichkeit des Problems.

Die Blutzuckerregulation ist jedoch bei Insulinresistenz oft völlig in Ordnung. Zumindest oberflächlich betrachtet. Der Blutzucker ist unauffällig, allerdings muss die Bauchspeicheldrüse dafür astronomisch hohe Mengen Insulin produzieren. Der Insulinspiegel wird allerdings im Praxisalltag selten gemessen. Er wird erst gemessen, wenn ein konkreter Verdacht auf Insulinresistenz vorliegt.

Andere Hinweise auf Insulinresistenz sind „schlechte" Cholesterinwerte, hohe Blutfettwerte (Triglyceride) und Bluthochdruck. Diese Symptome sind allerdings mittlerweile so verbreitet, dass der Arzt sie erst ernst nimmt, wenn sie sehr stark ausgeprägt sind. Und meist werden auch nur Medikamente verschrieben, die die Symptome bekämpfen, anstatt nach der Ursache zu suchen. Dazu gehören zum Beispiel Statine und Blutdrucksenker.

Auch ohne zu hohen Blutzucker kann Insulinresistenz massiven Schaden anrichten. Diabetes Typ 2 ist der Gipfel von Insulinresistenz. Bleibt Insulinresistenz unbehandelt, ist das Risiko sehr hoch, irgendwann Diabetes zu entwickeln.

## Herz-Kreislauf-Erkrankungen

Herz-Kreislauf-Erkrankungen sind weltweit mit Abstand sie häufigste Todesursache: Im Jahr 2019 waren von insgesamt 56 Millionen Todesfällen 18,56 Millionen Menschen an Herz-Kreislauf-Erkrankungen gestorben. Das sind ca. 33 Prozent oder ein Drittel (31 verschiedene Kategorien für Todesursachen sind in der Datenbank gelistet).[5]

Unter Herz-Kreislauf-Erkrankungen fasst man viele verschiedene Erkrankungen zusammen, die das Herz und die Blutgefäße betreffen. Dazu gehören z. B. Bluthochdruck, Herzinsuffizienz, Kardiomyopathie, Arteriosklerose, Herzinfarkt, Schlaganfall und Herz-Rhythmusstörungen.

Zu den offiziell anerkannten Ursachen und Risikofaktoren von Herz-Kreislauf-Erkrankungen gehören:[6]

- Bluthochdruck
- Zu hohe Cholesterinwerte
- Rauchen
- Diabetes Typ 2
- Körperliche Inaktivität
- Übergewicht
- Übermäßiger Alkoholkonsum
- Chronisch entzündliche und autoimmune Erkrankungen
- Chronische Nierenerkrankungen

Was fällt bei dieser Liste auf? Alle Ursachen stehen in direktem Zusammenhang mit Insulinresistenz. Selbst Alkohol und Rauchen begünstigen Insulinresistenz. Insulinresistenz ist sicherlich nicht die einzige Ursache, beispielsweise können die Schadstoffe im Tabakrauch die Gefäße auch unabhängig von Insulinresistenz schädigen. Aber dennoch wird hier klar, dass Insulinresistenz die Kernursache von

Herz-Kreislauf-Erkrankungen darstellt.[7] Einige Wissenschaftler gehen sogar so weit, dass sie sagen, dass Insulinresistenz und Herz-Kreislauferkrankungen immer Hand-in-Hand gehen. So auch der Erfinder des oralen Glukosetoleranztests mit Insulin, Joseph Kraft.

Seiner Aussage nach wurden diejenigen, die an einer Herz-Kreislauf-Erkrankung leiden und kein Diabetes (oder Insulinresistenz) haben, einfach noch nicht diagnostiziert.[8] Und auf die Frage hin, ob man jeden testen sollte, antwortete er: „Absolutely not! Only those concerned about their future!" (Auf Deutsch: Auf keinen Fall! Nur die, die sich um ihre Zukunft Gedanken machen!).[9] Dies verdeutlicht wohl, welch ein großes Problem Insulinresistenz und Herz-Kreislauferkrankungen zu seiner Zeit schon darstellten. Er hat von 1972 bis 1998 beinahe unzählige OGTTs mit Insulin durchgeführt.

Es gibt mehrere Mechanismen, durch die Insulinresistenz der Herz-Kreislauf-Gesundheit schadet. Zunächst verursacht Insulinresistenz oxidativen Stress und Entzündungen, die die Blutgefäße schädigen und Arteriosklerose begünstigen. Auch hoher Blutdruck ist auf Insulinresistenz zurückzuführen und schädigt die Gefäße (dazu mehr im Kapitel zu den Symptomen von Insulinresistenz). Außerdem ist die Leber bei Insulinresistenz stark betroffen und sie ist ein zentrales Stoffwechselorgan mit wichtigen Funktionen im Zucker, Fett-, Cholesterin- und Eiweißstoffwechsel. Deswegen kommt es bei Insulinresistenz unweigerlich zu schlechten Cholesterin- und Blutfettwerten und im fortgeschrittenen Stadium auch zu Blutzuckerproblemen.

## Krebs

Krebs ist die zweithäufigste Todesursache. Und auch hier hat Insulinresistenz die Finger im Spiel. Die Ursachen von Krebs sind aber sehr vielfältig und Insulinresistenz scheint hier längst keine so bedeutende Rolle zu spielen wie bei Herz-Kreislauf-Erkrankungen. Aber der Einfluss von Insulinresistenz auf das Krebsrisiko sollte dennoch nicht unterschätzt werden.

Der Zusammenhang zwischen Krebs und Stoffwechsel geht auf den deutschen Physiologen und Nobelpreisträger Otto Heinrich Warburg zurück. Er entdeckte, dass Krebszellen hauptsächlich auf Zucker als primäre Energiequelle angewiesen sind und dass Zucker nur unvollständig verstoffwechselt wird. Der effizienteste Teil der Energiegewinnung, der unter Verbrauch von Sauerstoff in den Mitochondrien, den Kraftwerken unserer Zellen, stattfindet, ist bei Krebszellen oft gestört.[10] Dieses Phänomen ist auch als Warburg-Effekt bekannt.[11]

Aber auch der durch Insulinresistenz verursachte oxidative Stress und die Entzündungen können Krebs begünstigen.

Besonders gut ist die Rolle von Insulinresistenz bei Brustkrebs, Prostatakrebs und Darmkrebs untersucht.

Es gibt einen sehr starken Zusammenhang zwischen Insulinresistenz und Brustkrebs. Frauen mit hohen Nüchterninsulin-Werten haben die schlechtesten Prognosen.[12] Wenn man sich die Zellen in den Brusttumoren näher ansieht, wird schnell deutlich, warum das so ist: Diese Zellen weisen auf der Zelloberfläche mehr als sechsmal (!!!) so viele Insulinrezeptoren auf wie gesunde Brustzellen.[13] Insulin ist ein Wachstumsfaktor, der die Zellteilung stimulieren kann. Im Fall von Brustkrebs ist Insulin der Wachstumsfaktor, der für die Vermehrung von Brustkrebszellen verantwortlich ist.

Auch bei Prostatakrebs hat Insulinresistenz eine zentrale Rolle: Männer mit Insulinresistenz haben ein 250 % erhöhtes Risiko für Prostatakrebs.[14] Ähnlich wie Brustkrebszellen weisen auch Prostatatumore sehr viele Insulinrezeptoren auf ihrer Oberfläche auf.

Ähnlich sieht es bei Darmkrebs aus. Insulinresistenz erhöht nicht nur das Risiko für Darmkrebs, Menschen mit Darmkrebs, die insulinresistent sind, haben auch ein 3-fach erhöhtes Risiko daran zu sterben.[15] Auch hier dient Insulin wieder als Wachstumsfaktor, der die Vermehrung von Zellen der Darmschleimhaut fördert.

## Nierenversagen

Diabetes Typ 2 ist die häufigste Ursache von Nierenversagen. Aber selbst mit fortgeschrittener Insulinresistenz (und normalem Blutzucker) ist das Risiko schon 4-fach erhöht![16] Das verdeutlicht mal wieder, dass ein zu hoher Blutzucker nicht das einzige Problem ist. Auch wenn ein zu hoher Blutzucker den Organen ohne Zweifel schadet – ein beträchtlicher Teil des Schadens ist auf Insulinresistenz zurückzuführen.

# Demenz

Auch das Gehirn kann insulinresistent werden; und die Folgen sind nicht lustig. Das Gehirn muss rund um die Uhr mit Energie versorgt werden und die Hauptenergiequelle ist Zucker (wenn man nicht in Ketose ist, dazu mehr im Kapitel über Low Carb Ernährung). Bei Insulinresistenz wird das Gehirn nicht mehr ausreichend mit Energie versorgt.

Dazu kommt es zunächst zu einer schnelleren Gehirnalterung und zu leichten Gedächtnisstörungen. Mit fortschreitender Insulinresistenz besteht ein stark erhöhtes Risiko für Demenz. Der Zusammenhang zwischen Alzheimer und Insulinresistenz ist so groß, dass Alzheimer mittlerweile als Diabetes Typ 3 bezeichnet wird.[17]

Aber Insulinresistenz erhöht auch das Risiko für andere Formen der Demenz wie vaskuläre Demenz.[18] Bei vaskulärer Demenz wird das Gehirn nicht mehr ausreichend durchblutet, wodurch es zu einer Unterversorgung mit essenziellen Nährstoffen und Sauerstoff kommt. Da Insulinresistenz die Blutgefäße schädigt, ist es nicht verwunderlich, dass auch diese Form der Demenz stark mit Insulinresistenz assoziiert ist.

Auch Parkinson ist mit Insulinresistenz assoziiert.[19] Bei Parkinson sterben Nervenzellen in einer bestimmten Gehirnregion ab, der Substantia nigra, wodurch es zu einem Dopaminmangel im Gehirn kommt. Dopamin ist ein wichtiger Botenstoff im Gehirn, der für die Übertragung von Nervensignalen benötigt wird. Durch den sinkenden Dopaminspiegel kommt es zu den typischen Parkinson-Symptomen wie Bewegungsprobleme und psychische Störungen. Der Mechanismus, wie Insulinresistenz Parkinson begünstigt, ist nicht gut verstanden. Aber man weiß, dass Insulin die Dopaminproduktion im Gehirn hemmt, wodurch Insulinresistenz vermutlich zum Dopaminmangel bei Parkinson beiträgt.

Im Zusammenhang mit Demenz sollte auch die Bedeutung der Autophagie erwähnt werden. Autophagie ist ein Recyclingprozess, der für die Gesundheit der Zellen sehr wichtig ist. Ist die Autophagie gestört, sammelt sich Zellmüll an, wodurch Prozesse in den Zellen nicht mehr reibungslos ablaufen (mehr zu Autophagie erfährst du im Kapitel über Fasten). Insbesondere Nervenzellen im Gehirn reagieren empfindlich auf Störungen in der Autophagie. Bei vielen Demenzformen läuft die Autophagie nicht mehr richtig ab.[20] Die

Wiederherstellung der Autophagie ist ein Therapieansatz, der aktuell z. B. bei Alzheimer, Parkinson und vaskulärer Demenz untersucht wird.[21, 22]

Und wodurch kommt es zu Störungen in der Autophagie? Du errätst es vielleicht schon: Insulinresistenz ist mal wieder der Übeltäter und in vielen Fällen verantwortlich. Denn Insulin inhibiert die Autophagie.[23] Bei Diabetes Typ 2 ist die Autophagie gestört, was vermutlich auch eine Rolle bei der Entstehung vieler gesundheitlicher Probleme spielt.[24]

## Neuropathie

Nervenschäden sind eine typische Folge von Diabetes. Sie können sich durch Kribbeln, Brennen und Schmerzen äußern. Aber auch der Tastsinn und Berührungsempfinden lassen nach. Bei vegetativer diabetischer Neuropathie ist auch die Nervensteuerung der inneren Organe beeinträchtigt.

Auch hier gilt: ein zu hoher Blutzucker schädigt die Nerven, aber die Nerven nehmen bereits Schaden, wenn der Blutzucker noch in Ordnung ist.[25] Insulinresistenz ist also mal wieder die Kernursache.

## Insulinresistenz erhöht das Risiko für altersbedingte Erkrankungen

Zusammengefasst lässt sich sagen, dass Insulinresistenz den Alterungsprozess verstärkt und dadurch das Risiko für altersbedingte Erkrankungen erhöht.

Die Liste ist sehr lang und hier auf alle im Detail einzugehen würde den Ramen sprengen. Im Kapitel über Insulinresistenz-Symptome werden weitere Folgen von Insulinresistenz erwähnt.

Eines ist wichtig zu verstehen: Insulinresistenz wirkt sich auf fast jedes Organ aus, da fast jede Zelle Insulinrezeptoren besitzt. Durch Insulinresistenz ist die Insulinwirkung auf diese Zellen stark eingeschränkt, wodurch es unweigerlich zu Funktionsstörungen in den Zellen kommt.

# Symptome: Daran erkennst du eine Insulinresistenz

Insulinresistenz geht mit zahlreichen Symptomen einher. Selbst wenn deine Insulinresistenz stark fortgeschritten ist, müssen nicht alle Punkte auf dich zutreffen. Umgekehrt können einige der Symptome auch andere Ursachen haben und sind nicht unbedingt auf Insulinresistenz zurückzuführen.

Zu den typischen Symptomen gehören:

- Starke Müdigkeit nach dem Essen, insbesondere nach einer kohlenhydratreichen Mahlzeit
- Stetige Gewichtszunahme und Schwierigkeiten abzunehmen
- Bauchfett
- Chronische Müdigkeit und Antriebslosigkeit
- Konzentrationsprobleme und Brain Fog
- Ständiger Heißhunger auf Süßes und andere einfache Kohlenhydrate
- Unterzuckerungssymptome: Zittern, Schweißausbrüche, Schwindel
- Hautläppchen (Skin Tags)
- Schmutzig wirkende Gelb-braun bis grau verfärbte Hautstellen, insbesondere in den Achselhöhlen, im Nackenbereich und in der Leistengegend (Acanthosis nigricans)
- Bluthochdruck
- Unfruchtbarkeit bei Frauen
- PCOS

- Erektionsstörungen (frühes Warnzeichen!)
- Schlechte Cholesterinwerte (insbesondere niedriges HDL-Cholesterin)
- Erhöhte Blutfettwerte (Triglyceride)
- Erhöhte Entzündungswerte
- Im späten Stadium: erhöhter Blutzucker

Auf einige Symptome gehen wir hier näher ein:

# Bluthochdruck

Ca. 20 Millionen Menschen in Deutschland leiden unter Bluthochdruck. Das ist ca. jeder dritte Erwachsene. Das Risiko für Bluthochdruck steigt mit dem Alter: Zwischen 70 und 79 Jahren sind sogar 3 von 4 Menschen betroffen, also 75 %.[2] Das ist nicht verwunderlich, denn Bluthochdruck wird sehr häufig durch Insulinresistenz verursacht.[3] Insulinresistenz entsteht meist über Jahrzehnte und somit steigt auch das Risiko für Insulinresistenz im Alter.

Der Blutdruck sollte idealerweise zwischen 100/60 mmHg und 120/80 mmHg liegen. Ab 130/85 mmHg spricht man von Bluthochdruck.

Bluthochdruck gilt als Risikofaktor für Herz-Kreislauf-Erkrankungen. Er erhöht das Risiko für Arteriosklerose und Herzinfarkt. Das Problem ist, dass Bluthochdruck in der Regel keine Symptome verursacht und deshalb häufig unbemerkt bleibt. Deswegen wird ein zu hoher Blutdruck auch als *silent Killer* bezeichnet, was man mit „lautlosem Mörder" übersetzen kann.

## Warum ist ein hoher Blutdruck schädlich?

Ein zu hoher Blutdruck schadet den Blutgefäßen. Du kannst dies mit einem Ballon vergleichen, den du immer weiter aufpumpst. Wenn ein bestimmter Druck überschritten wird, platzt er. Die Blutgefäße platzen zwar nicht, aber sie werden durch zu hohen Druck beschädigt. Dadurch können sich leicht Plaques bilden, – man spricht von Arteriosklerose. Löst sich ein solcher Plaque, kommt es zu Blutgerinnseln, die die Blutversorgung lebenswichtiger Organe unterbrechen können. Im Falle von Herz und Gehirn können diese

Blutgerinnsel einen Herzinfarkt bzw. einen Schlaganfall verursachen, die im schlimmsten Fall tödlich enden können.

## Wie verursacht Insulinresistenz Bluthochdruck?

Insulinresistenz ist die häufigste Ursache von Bluthochdruck. Da Insulinresistenz stark mit Übergewicht assoziiert ist, rät der Arzt bei Bluthochdruck in der Regel dazu, Gewicht zu verlieren. Durch die Gewichtsabnahme nimmt die Insulinresistenz ab und folglich sinkt der Blutdruck.

Der Mechanismus, mit dem Insulinresistenz Bluthochdruck verursacht, ist sehr gut verstanden.

Zu viel Salz im Blut sorgt dafür, dass das Blutvolumen ansteigt. Dadurch wird die Salzkonzentration, also die Menge an Salz pro Volumeneinheit (z. B. ml) konstant gehalten. Der Körper kann die Menge an Salz im Blut normalerweise sehr gut regulieren. Wenn jemand viel Salz über die Nahrung zu sich nimmt, wird einfach mehr Salz über die Nieren ausgeschieden. Isst jemand wenig Salz, wird mehr Salz recycelt und weniger ausgeschieden.

Bei Insulinresistenz ist dieser Mechanismus allerdings gestört. Denn ein hoher Insulinspiegel hemmt die Ausscheidung von Salz über die Nieren.[26] Dadurch kann der Körper den Blutdruck nicht mehr so gut regulieren und es kann leicht passieren, dass der Blutdruck zu stark ansteigt.

Bei Bluthochdruck verordnet der Arzt meist eine salzarme Ernährung. Aber vielleicht ist es sinnvoller, die zugrunde liegende Insulinresistenz zu beheben, die den Bluthochdruck verursacht? (Dies strebt der Arzt zwar auch an, wenn er dazu rät, abzunehmen. Allerdings fällt das Abnehmen mit Insulinresistenz sehr schwer und die wenigsten Ärzte sind in der Lage, ihren Patienten zu sagen, wie sie abnehmen können.)

# Starke Müdigkeit nach dem Essen

Schläfrigkeit nach dem Essen ist nicht ungewöhnlich, insbesondere nach einer großen, schweren Mahlzeit. Ein voller Magen aktiviert das parasympathische Nervensystem, das dafür sorgt, dass wir zur Ruhe kommen. Gleichzeitig wird die Verdauung angeregt.

Stark ausgeprägte Müdigkeit nach dem Essen kann jedoch auf Insulinresistenz hindeuten. Menschen mit Insulinresistenz werden insbesondere nach dem Verzehr von Kohlenhydraten müde (dieser Effekt tritt auch ohne Insulinresistenz auf, ist dann aber deutlich weniger stark ausgeprägt).

Insulin sorgt dafür, dass die verzweigtkettigen Aminosäuren Valin, Leucin und Isoleucin von den Muskelzellen verstärkt aufgenommen werden. Dadurch gelangt die Aminosäure Tryptophan leichter ins Gehirn, denn Tryptophan konkurriert mit diesen drei Aminosäuren um die Aufnahmen ins Gehirn. Tryptophan stellt ein Baustein für den Gehirnbotenstoff Serotonin dar. Eine hohe Konzentration von Tryptophan im Gehirn fördert die Synthese von Serotonin. Serotonin ist auch als Glückshormon bekannt, da es innere Zufriedenheit fördert. Ein hohes Level an Serotonin im Gehirn macht jedoch auch müde. In einem späteren Schritt wird Serotonin auch in das Schlafhormon Melatonin umgewandelt.[27, 28]

Bei Insulinresistenz steigt der Insulinspiegel nach einer Mahlzeit stark an. Deswegen ist der Effekt stärker ausgeprägt als bei Menschen ohne Insulinresistenz.

## Unterzuckerungssymptome

Durch den hohen Insulinspiegel kann es leicht passieren, dass der Blutzucker zu stark abfällt. Insbesondere einige Zeit nach einer kohlenhydratreichen Mahlzeit (nach der besonders viel Insulin ausgeschüttet wird).

Deswegen kommt es bei Insulinresistenz leicht zu Unterzuckerungssymptomen wie Schwindel, Zittern und Schweißausbrüchen. Diese treten in der Regel einige Zeit nach einer Mahlzeit auf. Der Zeitpunkt richtet sich nach der Art und Größe der Mahlzeit.

## Heißhunger auf Süßes und einfache Kohlenhydrate

Ein zu niedriger Blutzucker ist ein typischer Auslöser für Heißhunger. Klassischerweise Heißhunger auf Süßes und einfache

Kohlenhydrate. Denn dies ist die einfachste Möglichkeit, den Blutzucker schnell wieder nach oben zu bringen.

Doch leider steigt der Blutzucker durch diese Lebensmittel sehr stark an, wodurch wieder große Mengen Insulin ausgeschüttet werden und es leicht wieder zu Unterzuckerung kommt. Die meisten Menschen mit Insulinresistenz kennen diesen Kreislauf nur allzu gut und es fällt ihnen dadurch schwer, längere Essenspausen einzuhalten.

## Erhöhte Entzündungswerte

Insulinresistenz geht mit Entzündungen einher. Entzündungen sind per se nichts Schlechtes, sie sind sogar überlebenswichtig. Sie entstehen als Reaktion unseres Immunsystems auf akute Bedrohungen. Wenn du dich verletzt oder infizierst, bekämpft das Immunsystem schädliche Eindringlinge und die Schäden werden repariert.

Problematisch wird es, wenn Entzündungen chronisch werden. Das heißt, sie bestehen über einen langen Zeitraum, ohne dass eine akute Bedrohung vorliegt. Dadurch ist das Immunsystem in ständiger Alarmbereitschaft. Chronische Entzündungen sind zentrale Ursache westlicher Zivilisationskrankheiten, wie z. B. Autoimmun-, Herz-Kreislauf-Erkrankungen und Diabetes. Weltweit sind chronische Entzündungen für drei (!) von fünf Todesfällen verantwortlich. Chronisch-entzündliche Erkrankungen sind demnach Todesursache Nr. 1.[29]

Insulinresistenz fördert Entzündungen auf verschiedene Art und Weise.

Eine große Quelle von Entzündungen durch Insulinresistenz ist oxidativer Stress. Oxidativer Stress entsteht, wenn freie Radikale im Körper überhandnehmen. Freie Radikale sind sehr reaktive Moleküle, denen ein Elektron (ein negativ geladenes Teilchen) fehlt. Deshalb reißen sie Elektronen von anderen Molekülen an sich. In der Zelle können das alle möglichen Moleküle sein, zum Beispiel Proteine oder unser Erbgut, die DNA. Moleküle, denen ein Elektron entrissen wird, werden einerseits beschädigt, andererseits werden sie selbst zu freien Radikalen. Diese neu entstandenen freie Radikale greifen wiederum andere Moleküle an. Es kommt also zu einer Kettenreaktion. Die Schäden, die durch freie Radikale entstehen, rufen das Immunsystem auf den Plan. Dadurch kommt es zu Entzündungen. Da oxidativer

Stress oft über lange Zeit besteht (zum Beispiel aufgrund von Insulinresistenz), werden die Entzündungen chronisch.

Aber wie verursacht Insulinresistenz oxidativen Stress? Durch Insulinresistenz verursachter oxidativer Stress entsteht vor allem in den Mitochondrien. Mitochondrien sind die Kraftwerke unserer Zellen, die Energie aus der Nahrung in für den Körper verfügbare Energie umwandeln. Dabei wird Sauerstoff verbraucht. Sauerstoff in ein reaktives Molekül, das leicht zum freien Radikal wird. Da Insulin ein Speicherhormon ist, sorgt ein hoher Insulinspiegel dafür, dass ständig Energie (hauptsächlich in Form von Zucker und Fett) in die Zellen geschleust wird, wo sie letztendlich in den Mitochondrien verarbeitet wird. Die Mitochondrien laufen also auf Hochtouren, wodurch vermehrt freie Radikale gebildet werden. Es kommt zu oxidativem Stress.

Auch ein zu hoher Blutzucker fördert oxidativen Stress und Entzündungen. Denn auch Glukose oxidiert leicht. Insulinresistenz geht zwar nicht unbedingt mit Blutzuckerproblemen einher (erst in sehr fortgeschrittenem Stadium), aber Menschen mit Insulinresistenz verfolgen oft eine Ernährungsweise, die regelmäßig den Blutzucker stark ansteigen lässt. Denn Blutzuckerspitzen sorgen dafür, dass sehr viel Insulin ausgeschüttet wird. Regelmäßige hohe Insulinspiegel fördern hingegen Insulinresistenz.

Eine weitere Quelle für chronische Entzündungen bei Insulinresistenz ist die im vorherigen Kapitel erwähnte Fettleber. Auch Fett um die inneren Organe herum, das viszerale Fettgewebe fördert Entzündungen.

Aber Entzündungen durch Insulinresistenz sind keine Einbahnstraße. Umgekehrt fördern chronische Entzündungen Insulinresistenz. Dadurch kommt es zu einem Teufelskreis, indem sich Insulinresistenz und Entzündungen gegenseitig verstärken und mit der Zeit immer schlimmer werden.

C-reaktives Protein (CRP) ist ein Entzündungsmarker, der bei Insulinresistenz erhöht ist. Er sollte idealerweise unter 5 mg/l liegen. Bei Insulinresistenz ist er meist deutlich höher.

# Gewichtsprobleme, insbesondere in der Bauchgegend

Insulin ist ein Fettspeicherhormon. Solange Insulin im Blut erhöht ist, wird Fett gespeichert und nicht abgebaut. Da ist es nicht verwunderlich, dass Insulinresistenz mit Gewichtsproblemen einhergeht, oder?

Bei Insulinresistenz sammelt sich überschüssiges Fett vor allem in der Bauchgegend und in der Leber an. Denn solange der Körper noch Fett im Unterhautfettgewebe speichern kann, ist er vor Insulinresistenz relativ gut geschützt.

Deswegen ist ein erhöhter Bauchumfang ein typisches Merkmal des metabolischen Syndroms.

Als kritische Grenze gelten **102 cm bei Männern** und **88 cm bei Frauen.**[30] Deinen Bauchumfang kannst du ganz einfach mit einem Maßband in Höhe des Bauchnabels messen.

# Erhöhte Blutfett- und schlechte Cholesterinwerte

Schlechte Cholesterinwerte sind ein typisches Anzeichen von Insulinresistenz. Leider werden sie oft nicht mit Insulinresistenz in Verbindung gebracht und Maßnahmen, die die Cholesterinwerte verbessern sollen, setzen nicht an Ursache an.

In dem Zusammenhang ist es wichtig zu erwähnen, dass das Gesamt-Cholesterin nicht aussagekräftig ist. Ein hoher Cholesterinspiegel erhöht nicht das Risiko für Herz-Kreislauf-Krankheiten. Auch das oft als „böse" betitelte LDL-Cholesterin ist kein hilfreicher Marker. Es kommt auf die Größe und Anzahl und auf die Qualität der LDL-Partikel an.

Nützlich hingegen ist Apolipoprotein B (kurz ApoB), ein Oberflächenmarker von LDL-Cholesterin, der Aufschluss über die Anzahl der LDL-Partikel gibt. **ApoB** sollte möglichst niedrig sein, idealerweise **unter 60 mg/dl**. Hohe ApoB-Werte stehen in direktem Zusammenhang mit Herz-Kreislauf-Erkrankungen und sie erhöhen das Risiko für Herzinfarkt und Schlaganfall.

Auch HDL-Cholesterin ist ein nützlicher Marker. HDL wird oft als „gutes" Cholesterin bezeichnet und sollte möglichst hoch sein. Ein hoher HDL-Cholesterin-Wert trägt zum Gesamt-Cholesterin bei – mit ein Grund, warum ein hoher Cholesterinspiegel nicht unbedingt schlecht ist.

HDL sollte bei Männern über **40 mg/dl** liegen, bei Frauen über **50 mg/dl**.[30]

Ein weiterer wichtiger Marker sind Triglyceride, sogenannt Blutfettwerte. Viele Menschen denken, dass eine fettreiche Ernährung Triglyceride erhöht. Auch wenn es logisch erscheint: Es ist ein Trugschluss. Hohe Triglyceride sind ein Zeichen von Insulinresistenz und es sind vielmehr Kohlenhydrate, die für erhöhte Triglyceride verantwortlich sind.

Triglyceride sollten **unter 150 mg/dl** liegen, idealerweise sogar **unter 100 mg/dl**.[30]

Außerdem ist auch das Verhältnis zwischen Triglyceriden und HDL aufschlussreich in Bezug auf Insulinresistenz und Herz-Kreislauf-Risiko. Das **TG/HDL-Verhältnis** sollte **zwischen 1 und 2** liegen. Ein TG/HDL Wert, der **größer als 3** ist, ist ein Indikator für Insulinresistenz und gilt auch offiziell (laut WHO) als Merkmal des metabolischen Syndroms.

# Hautläppchen (Skin Tags) und dunkel verfärbte Hautstellen

Insulinresistenz zeigt sich auch in der Haut. Typisch und weit verbreitet sind Hautläppchen, die auch als Skin Tags bezeichnet werden.[31] Dies sind darauf zurückzuführen, dass Insulin Wachstumsfaktoren wie z. B. IGF-1 und IGF-2 stimuliert. Diese sorgen in der Haut dafür, dass sich Hautzellen vermehrt teilen, wodurch sich kleine Hautanhängsel oder Hautläppchen bilden.

Sie kommen typischerweise im Nackenbereich, aber auch an anderen Körperstellen vor.

Auch schmutzig wirkende, gelb-braun bis grau verfärbte Hautstellen weisen auf Insulinresistenz hin. Sie befinden sich in erster Linie in den Achselhöhlen, aber auch im Nackenbereich und in der Leistengegend.

# PCOS und Unfruchtbarkeit

Das Polyzystische Ovarialsyndrom oder kurz PCOS ist durch viele Zysten in den Eierstöcken gekennzeichnet. Außerdem geht PCOS mit einem hormonellen Ungleichgewicht einher: Männliche Geschlechtshormone, sogenannte Androgene, sind stark erhöht.

Dadurch kommt es zu Zyklusstörungen: Der Eisprung bleibt häufig aus, es kommt zu verstärkter Körperbehaarung und oft zu Übergewicht.

Ca. 5-15 % der Frauen im gebärfähigen Alter sind davon betroffen.[32] PCOS ist die häufigste Ursache von Unfruchtbarkeit bei Frauen.

PCOS wird durch Insulinresistenz verursacht.[33] Oft ist die Insulinresistenz aber unterschwellig, d. h. sie wird nicht offiziell diagnostiziert.

Aber auch ohne PCOS kann Insulinresistenz die Fruchtbarkeit mindern. Beispielsweise kann ein chronisch erhöhter Insulinspiegel den Eisprung hemmen. Insulinresistenz erhöht auch das Risiko für Geburtskomplikationen.

Von Unfruchtbarkeit spricht man, wenn nach 12 Monaten ungeschütztem Geschlechtsverkehr keine Schwangerschaft eintritt. Ist das bei dir der Fall, könnte Insulinresistenz die Ursache sein.

# Erektionsstörungen bei Männern

Dieses Symptom ist ein etwas heikles Thema, über das Betroffene nicht gerne sprechen: Erektionsstörungen bei Männern. Es handelt sich um ein sehr frühes Warnzeichen, das ein wichtiger Hinweis auf Insulinresistenz sein kann.

Insulinresistenz ist eine sehr häufige Ursache von Erektionsstörungen: Ca 50 % der Männer mit diesen Beschwerden sind insulinresistent.[34] Und bei Männern mit metabolischem Syndrom sind Erektionsstörungen doppelt so häufig wie bei Männern mit einem gesunden Stoffwechsel.[35]

Der Mechanismus ist nicht im Detail verstanden, aber durch Insulinresistenz scheint es zu Problemen in der Erweiterung der kleinen Blutgefäße zu kommen. Die gute Nachricht: Wird das Problem frühzeitig erkannt und die Insulinresistenz rückgängig gemacht, lässt es sich vollständig beheben.

## Erhöhter Blutzucker

Insulinresistenz ist die Ursache von Diabetes Typ 2, was durch zu hohen Blutzucker gekennzeichnet ist. Allerdings kann man auch hochgradig insulinresistent sein, ohne Blutzuckerprobleme zu haben. Denn ein zu hoher Blutzucker ist ein sehr **spätes Symptom** von Insulinresistenz.

Der Körper tut alles, um den Blutzucker möglichst stabil zu halten. Bei fortschreitender Insulinresistenz bedeutet das, dass er Unmengen Insulin produziert. Erst wenn die benötigten Mengen Insulin die Kapazitäten der Bauchspeicheldrüse übersteigen, kommt es zu Blutzuckerproblemen.

Ein normaler Blutzucker liegt nüchtern unter 100 mg/dl (5,5 mmol/l). Nach dem Essen sollte er auf nicht mehr als 140 mg/dl ansteigen. Aber auch bei einem gesunden Menschen kann der Blutzucker, je nach Mahlzeit, auf bis zu 200 mg/dl ansteigen. Der HbA1c (Langzeitblutzucker) sollte unter 5,7 % liegen.

Bei Prädiabetes liegt der Nüchternblutzucker zwischen 100 und 126 mg/dl (5,5 – 7,0 mmol/l), der HbA1c zwischen 5,7 % und 6,4 %.

Ab einem Nüchternblutzucker von 126 mg/dl (>7,0 mmol/l) spricht man von Diabetes Typ 2. Der HbA1c liegt über 6,4 %.

## Bist du insulinresistent?

Du weißt jetzt, durch welche Symptome sich Insulinresistenz äußert. Insbesondere Bauchfett, Unterzuckerungssymptome, Bluthochdruck, PCOS und Skin Tags sind sehr typische Symptome.

Allerdings sind viele dieser Symptome unspezifisch. Dies bedeutet, dass sie viele Ursachen haben können und nicht auf Insulinresistenz zurückzuführen sein müssen. Wenn mehrere Symptome in Kombination auftreten, liegt jedoch mit hoher Wahrscheinlichkeit eine Insulinresistenz vor.

Damit du herausfinden kannst, ob deine Symptome wahrscheinlich auf Insulinresistenz zurückzuführen sind, habe ich einen Selbsttest entwickelt. Dieser besteht aus einer Reihe einfacher Fragen. Aber beachte, dass sich dieser Test nicht für eine Diagnose von Insulinresistenz eignet. Dies ist nur durch Tests beim Arzt möglich. Auf die gängigen Tests zur Feststellung von Insulinresistenz gehen wir im nächsten Kapitel ein.

Starte den Test.

(Fotokamera deines Smartphones über den QR-Code halten, um die Webseite zu besuchen.)

# Diagnose von Insulinresistenz

Die im letzten Kapitel beschriebenen Symptome geben wichtige Hinweise auf Insulinresistenz. Um Insulinresistenz mit Sicherheit zu diagnostizieren, sind jedoch spezielle Labortests notwendig.

Hier gehen wir auf die gängigsten Tests ein.

## HOMA-Index

Der HOMA-Index ist der Goldstandard zur Bestimmung von Insulinresistenz. Um ihn zu berechnen, benötigt man die Nüchterzucker- und Nüchterninsulinwerte:[36]

(Nüchtern-Insulin ($\mu$U/ml) * Nüchtern-Glukose (mg/dl)) / 405

Nüchtern-Insulin sollte unter 6 $\mu$U/ml liegen, Nüchtern-Glukose unter 90 mg/dl. Bei einem HOMA-Index >2 wird Insulinresistenz diagnostiziert. Viele Experten sehen diesen Grenzwert jedoch als zu hoch an und streben einen Wert an, der nicht größer als 1 ist.

Nachteil des Homa-Index ist, dass er von einem Tag zum nächsten stark schwanken kann. Das Essen am Vortag kann sich auf die Nüchternwerte am nächsten Morgen auswirken.

Außerdem kann jemand normale Nüchtern-Insulin-Werte haben, die auf Insulinsensitivität schließen lassen, aber stark erhöhte Insulinwerte nach dem Essen haben. Um dies festzustellen, muss ein oraler Glukosetoleranztest mit Insulin durchgeführt werden.

# Oraler Glukosetoleranztest mit Insulin

Der orale Glukosetoleranztest (OGTT) kommt bei der Diabetesdiagnose zum Einsatz. Dabei trinkt man morgens nüchtern ein Glas Wasser (300 ml), in dem 75 g Glukose gelöst sind. Der Blutzucker wird nüchtern (vor dem Trinken der Glukoselösung) und zwei Stunden danach bestimmt.

Selbst wenn der OGTT normal ausfällt, kann trotzdem eine Insulinresistenz vorliegen. Denn solange man kein Insulin misst, weiß man nicht, welche Menge Insulin benötigt wird, um den Blutzucker zu kontrollieren. Selbst bei fortgeschrittener Insulinresistenz kann der Blutzucker völlig unauffällig sein.

Aus diesem Grund muss neben dem Blutzucker auch Insulin gemessen werden. In der Regel werden der Blutzucker, Insulinspiegel und C-Peptid im Nüchternzustand und an zwei Zeitpunkten nach dem Trinken der Glukoselösung gemessen: nach 60 und nach 120 Minuten. Das C-Peptid ist Teil einer Vorstufe von Insulin, dem Proinsulin-Peptid. Wenn das C-Peptid abgespalten wird, entsteht Insulin. C-Peptid ist stabiler als Insulin (es hat eine längere Halbwertszeit) und ist daher bei der Messung weniger fehleranfällig als Insulin.

**Referenzwerte:**[37]
Insulin nüchtern: 3 – 11 µU/ml
Insulin nach 1 und 2 Std.: < 60 µU/ml
C-Peptid nüchtern: 0,8 -3,9 ng/ml
C-Peptid nach 1 und 2 Std: 2,7 – 5,7 ng/ml

# Proinsulin

Proinsulin wird von der Bauchspeicheldrüse produziert und wird normalerweise fast vollständig in C-Peptid und Insulin gespalten. Bei einer Insulinresistenz geschieht dies nur unvollständig und das Proinsulin ist erhöht. Deswegen weist ein erhöhter Proinsulin-Wert auf Insulinresistenz hin.

**Referenzwert:**[38]

< 7,31 pmol/l

# QUICKI-Index

Der QUICKI-Index ist dem HOMA-Index sehr ähnlich. Auch er wird anhand der Nüchterninsulin- und Nüchternblutzuckerwerte bestimmt. Je niedriger der QUICKIE-Index, desto stärker ausgeprägt ist die Insulinresistenz.

Der QUICKI-Index wird durch folgende Formel bestimmt:[39]
QUICKI = 1/(logI0 + logG0)
I0: Nüchterninsulin, G0: Nüchternblutzucker

**Referenzwerte:**
> 0,45: Insulinresistenz unwahrscheinlich
0,3 – 0,45: Insulinresistenz wahrscheinlich
< 0,339: Fortgeschrittene Insulinresistenz mit erhöhtem Risiko für Herz-Kreislauf-Erkrankungen
< 0,3: Diabetes wahrscheinlich

# TG/HDL-Verhältnis

Insulin zu messen ist aufwendig und nicht jedes Labor bietet es an. Das Verhältnis der Triglyceride zu HDL-Cholesterin gibt wichtige Aufschlüsse zur Insulinsensitivität, dient aber nicht zur offiziellen Diagnose von Insulinresistenz. Erhöhte Triglycerid-Werte und niedriges HDL-Cholesterin sind auch zwei Merkmale des metabolischen Syndroms, was durch Insulinresistenz verursacht wird.

Nüchtern-Triglyceride sollten idealerweise unter 100 mg/dl sein. Über 150 mg/dl ist eine Insulinresistenz wahrscheinlich.

HDL-Cholesterin sollte bei Männern mindestens bei 40 mg/dl liegen, bei Frauen bei 50 mg/dl. Ein Triglycerid/HDL-Verhältnis < 2 ist gut, ab 3 ist eine Insulinresistenz sehr wahrscheinlich.[30]

Es gibt noch weitere Tests, mit denen sich die Insulinsensitivität messen lässt wie z. B. die euglykämische Insulin-Clamp und der McAuley Index. Diese werden jedoch in der Praxis sehr selten angewandt.

# Teil 2: Insulinresistenz rückgängig machen

# Ernährung: Blutzucker und Insulinspiegel niedrig halten

Wie du siehst, spielt die Ernährung bei der Entstehung von Insulinresistenz eine wesentliche Rolle. Deswegen ist die Ernährung auch bei der Behandlung von Insulinresistenz außerordentlich wichtig. Es gibt zwar auch Medikamente, die Insulinresistenz entgegenwirken können. Aber mit Medikamenten allein kannst du deine Insulinresistenz nicht in den Griff bekommen, wenn du nicht an der Ursache arbeitest: deiner Ernährungsweise.

Gerade haben wir Insulinresistenz mit geschlossenen Türen verglichen. Die Frage ist: Wie kann man die Zellen dazu bringen, die Türen wieder aufzumachen?

## Fasten: Der Nachbar fährt in den Urlaub

Erinnerst du dich an die Geschichte mit dem nervigen Nachbarn, der ständig klingelt? Stell dir vor, dein Nachbar fährt in den Urlaub. Endlich Ruhe! Nach ein paar Tagen wirst du bestimmt auch wieder die Tür aufmachen, wenn es klingelt.

Den Urlaub deines Nachbarn kannst du mit Fasten vergleichen. Sobald du fastest, also keine Energie mehr von außen reinkommt, ist dein Körper gezwungen, an die Energiereserven zu gehen. Zunächst werden die Glykogenspeicher geleert.

Da diese relativ bald erschöpft sind, geht es dann an das Fett in der Leber (falls eine Fettleber vorliegt). Dieses Fett ist die größte Belastung für den Körper, daher will er es so schnell wie möglich loswerden. Die Leber ist, wie gesagt, unglaublich wichtig für den Zucker- und

Fettstoffwechsel. Sobald das Fett weicht, kann sie „aufatmen" und wieder ihren gewohnten Aufgaben nachgehen. In den meisten Fällen kann sie sich auch innerhalb kürzester Zeit wieder regenerieren, es bleiben also keine bleibenden Schäden.

Bei mehrtägigem Wasserfasten verbessert sich Insulinresistenz innerhalb weniger Tage. Innerhalb weniger Wochen kann die Insulinresistenz oftmals vollständig rückgängig gemacht werden. Wenn man danach nicht sofort wieder in alte Verhaltensmuster verfällt, sogar dauerhaft.

Sobald sich die Leber erholt hat, lässt auch die Insulinresistenz schnell nach. Der Insulinspiegel sinkt und endlich werden auch die Speicher im Fettgewebe freigegeben.

## Fasten bei Insulinresistenz

Es gibt allerdings einen Haken: Fasten fällt mit Insulinresistenz sehr schwer. Beim Fasten sind wir darauf angewiesen, unsere Energiereserven zu nutzen. Durch den hohen Insulinspiegel ist dies jedoch nicht ohne Weiteres möglich – die Energiespeicher sind versperrt. Deswegen sind großer Hunger und weitere unangenehme Nebenwirkungen vorprogrammiert. Bei gesunden Menschen lässt der Hunger meist nach wenigen Tagen nach. Mit fortgeschrittener Insulinresistenz kann dies jedoch deutlich länger dauern.

Aber selbst mit Insulinresistenz ist es nur eine Frage der Zeit, dass der Insulinspiegel weit genug sinkt, dass die Energiereserven angezapft werden können.[40] Und ist dieser Punkt einmal erreicht, ist das Schlimmste überstanden und der Teufelskreis durchbrochen.

**Warnung:** Bei fortgeschrittener Insulinresistenz solltest du nicht einfach auf eigene Faust für mehrere Tage fasten. Insbesondere wenn du Medikamente einnimmst, muss Fasten ärztlich betreut werden. Es gibt Fastenkurse, die von erfahrenen Fastenleitern begleitet werden. Außerdem gibt es Fastenkliniken, in denen man beim Fasten professionell betreut wird. Dies ist mit erheblichen Kosten verbunden, wird aber bei offizieller Diagnose oftmals von den Krankenkassen erstattet (mehr dazu hier).

# Intervallfasten: Kurzurlaub

Nicht jeder hat die Möglichkeit zum betreuten Fasten und manch einer schreckt davor zurück. Das ist absolut verständlich.

Es gibt noch weitere Möglichkeiten, mit denen Insulinresistenz sehr wirksam bekämpft werden kann. Es dauert etwas länger als mit mehrtägigem (oder mehrwöchigem) Fasten, aber sie sind trotzdem sehr effektiv.

Eine unglaublich gute Methode ist Intervallfasten. Aus genau diesem Grund bin ich ein so großer Fan davon. Denn es setzt an der Ursache von Übergewicht, Bluthochdruck und weiteren Beschwerden des metabolischen Syndroms an, verbessert dadurch die Gesundheit und das Wohlbefinden und senkt das Risiko für Zivilisationskrankheiten. Denn Kernursache all dieser Beschwerden ist Insulinresistenz. Und der kann man mit Intervallfasten sehr gut entgegenwirken.

Viele Menschen sehen Intervallfasten als Diät an. In der Tat eignet sich Intervallfasten sehr gut zum Abnehmen. Denn es senkt den Insulinspiegel und wirkt Insulinresistenz entgegen. Intervallfasten ist jedoch ein Lebensstil. Wenn du es wie eine Diät angehst und nur auf Kalorien achtest, wirst du davon nicht bestmöglich profitieren.

## Wie funktioniert Intervallfasten?

Wie der Name schon sagt, fastet man beim Intervallfasten in Intervallen; bei den meisten Methoden täglich. Es gibt allerdings auch Methoden, bei denen man ganze Tage fastet.

### 1) *Methoden mit täglichen Fastenintervallen*

Am bekanntesten ist wohl die **16/8-Methode**. Dabei fastet man täglich für 16 Stunden und isst in einem Zeitfenster von 8 Stunden. 16 Stunden nicht zu essen, klingt erst mal sehr lange. Aber du musst bedenken, dass du den Großteil davon ja schläfst. Im Endeffekt verlängerst du also nur die nächtliche Fastenzeit, indem du entweder das Frühstück oder das Abendessen ausfallen lässt. Üblicherweise isst man beim 16/8-Intervallfasten 2 Mahlzeiten täglich. Wenn dir das zu wenig ist, kannst du allerdings auch 3 Mahlzeiten essen.

Neben der 16/8-Methode gibt es Varianten, bei denen man entweder kürzer oder länger fastet. Also z. B. 12 (12/12-Methode), 14 (14/10-Methode), 18 (18/10-Methode) oder 20 Stunden (20/4-

Methode). Oder sogar nur ein Mal am Tag isst (One-Meal-A-Day, OMAD).

Bei den Methoden, in denen das Essensfenster länger ist als bei 16/8 (und die Fastenzeit kürzer), isst man in der Regel 3 Mahlzeiten täglich. Bei den Methoden, bei denen das Essenfenster kürzer ist, isst man nur 2 Mahlzeiten täglich oder sogar nur eine; wie bei OMAD.

Die genauen Essens- bzw. Fastenzeiten kannst du nach Belieben selbst festlegen. Hier gibt es drei wichtige Regeln, die das Fasten ungemein erleichtern:

1) Die Essenszeiten sollten sich nach deinen Bedürfnissen richten.

Intervallfasten sollte keine Qual sein, sondern dir möglichst leichtfallen und deinen Bedürfnissen entgegenkommen. Wenn du dich beispielsweise fragst, ob du das Frühstück oder das Abendessen ausfallen lassen solltest, solltest du überlegen, ob du ein Frühstücksmensch bist. Hast du morgens wirklich Hunger? Oder frühstückst du eher aus Gewohnheit oder weil du gelernt hast, dass Frühstück die „wichtigste Mahlzeit des Tages" ist?

Falls du morgens sowieso keinen Hunger hast, wird es dir leichtfallen, nichts zu essen und du bist automatisch beim Intervallfasten.

Falls du hingegen früh morgens schon Hunger bekommst, solltest du eher das Abendessen ausfallen lassen.

2) Die Essenszeiten müssen zu deinem Sozialleben passen.

Dieser Punkt ist unglaublich wichtig. Egal, welche Ernährungsweise du verfolgst: Wenn sie dein Sozialleben beeinträchtigt, ist es schwer, sie durchzuhalten. Und gemeinsames Essen ist nun mal ein wichtiger Bestandteil unseres Soziallebens.

Wenn dir also das gemeinsame Abendessen mit der Familie wichtig ist, solltest du es auf jeden Fall wahrnehmen und dies in deinem Fastenplan berücksichtigen.

3) Flexibilität ist erwünscht.

Auch bei diesem Punkt geht es vor allem darum, auf das Sozialleben Rücksicht zu nehmen. Denn deine Essensverabredungen werden sich nicht immer nach deinem Essensplan richten und auch öfters mal in deine Fastenzeit fallen. Wenn du beispielsweise normalerweise das Abendessen ausfallen lässt, kannst du dich trotzdem zum Abendessen verabreden. Dann machst du an diesem Tag eine Ausnahme. Oder du lässt stattdessen das Frühstück oder Mittagessen ausfallen. Natürlich sollte das nicht täglich vorkommen. Wenn die Ausnahmen zu häufig sind, solltest du deine Fastenmethode überdenken oder dein Essensfenster verschieben. Wie oft ist zu häufig? Die 80/20-Regel ist hier ein guter Anhaltspunkt. An 8 von 10 Tagen solltest du dich an die Fastenzeiten halten, an 2 Tagen kannst du eine Ausnahme machen.

**Wichtige Regeln, die du befolgen solltest**

Intervallfasten ist sehr flexibel und es gibt nicht viele Regeln. Im Endeffekt kommt es darauf an, regelmäßige Essenspausen zu haben. Also dafür zu sorgen, dass der Blutzucker- und Insulinspiegel runterkommen, sodass der Körper die Energiereserven anzapfen kann.

Allerdings gibt es zwei wichtige Regeln, die du unbedingt beachten solltest:

1) Verzichte auf Snacks und Zwischenmahlzeiten.

Täglich viele kleine Mahlzeiten zu essen, gilt als gesund. Es soll auch dabei helfen können, weniger zu essen. Man muss nie längere Zeit ohne Essen auskommen, man muss nur darauf achten, dass es jedes Mal nur eine Kleinigkeit ist, die nicht viele Kalorien hat.

Ständiges Snacken ist kennzeichnend für die moderne Lebensweise. Überall wird mit Snacks geworben, die oftmals sogar als gesund gelten.

Insbesondere bei Diabetes und Insulinresistenz sollten viele kleine Mahlzeiten besser sein als wenige große. Die Idee dahinter: Bei einer Kleinigkeit steigen der Blutzucker- und Insulinspiegel weniger stark an als bei einer großen, deftigen Mahlzeit. Das klingt zwar logisch, aber wissenschaftliche Daten zeigen leider etwas anderes. Im Tagesverlauf betrachtet, lässt sich der Blutzucker mit weniger Mahlzeiten deutlich besser regulieren. Und auch die Insulinresistenz lässt nach, wenn man die Zahl der Mahlzeiten reduziert.

Auch wenn beim Intervallfasten das Snacken zeitlich begrenzt ist, solltest du je nach Methode auf maximal drei Mahlzeiten kommen – ohne Snacks und Zwischenmahlzeiten. Dadurch kommen der Blutzucker- und Insulinspiegel auch zwischen den Mahlzeiten runter, was der Insulinresistenz entgegenwirkt.

2) Iss nicht zu spät.

Intervallfasten ist eine sehr gute Methode, Insulinresistenz zu verbessern. Die genaue Fastendauer oder Essenszeiten spielen dabei keine Rolle. Es gibt jedoch eine Ausnahme: Intervallfasten mit spätem Abendessen kann den gegenteiligen Effekt haben: Es kann Insulinresistenz verstärken.

Warum ist das so?

Dafür gibt es zwei Gründe:

1. Die Insulinsensitivität nimmt im Laufe des Tages ab. In der ersten Tageshälfte reagieren Körperzellen deutlich besser auf Insulin. Sie nehmen Zucker aus dem Blut leichter auf und der Blutzucker sinkt schneller wieder bzw. steigt erst gar nicht so stark an. Gegen Tagesende wird die Blutzuckerregulation immer schlechter. Bei einer späten Mahlzeit, bei der der Blutzucker sehr stark ansteigt, kann es sogar passieren, dass der Blutzucker die ganze Nacht über erhöht ist.

2. Spätes Essen wirkt sich negativ auf den Schlaf aus. Wenn du ins Bett gehst, sollte der Großteil der Mahlzeit verdaut sein. Essen macht zwar schläfrig, aber bei vollem Magen leidet die Schlafqualität. Guter, erholsamer Schlaf ist bei Insulinresistenz ungemein wichtig. Darauf gehen wir im Kapitel zur Schlafoptimierung näher ein.

Das Problem ist, dass es bei vielen Leuten, die auf Intervallfasten setzen, darauf hinausläuft, dass sich die Essenszeit nach hinten verschiebt. Bei einem stressigen langen Arbeitstag ist es naheliegend, nach der Arbeit zu essen. Dann stellt das Abendessen die Hauptmahlzeit dar und ein Großteil der Kalorien wird am späten Abend zugeführt. Besonders bei einer Mahlzeit pro Tag (OMAD) ist die Gefahr groß. Dies ist ein Grund, warum ich kein großer Fan von OMAD bin.

Falls du zu denjenigen gehörst, die beim Intervallfasten das Frühstück ausfallen lassen, solltest du also darauf achten, dass du nicht zu spät zu Abend isst. Als Faustregel solltest du mindestens drei Stunden vor dem Schlafengehen nichts mehr essen.

## 2) *Methoden, bei denen man länger als 24 Stunden fastet.*

Intervallfastenmethoden, bei den man länger als 24 Stunden fastet, gehören zu den fortgeschrittenen Methoden. An diese sollte du dich erst wagen, wenn du bereits einiges an Fastenerfahrung gesammelt hast und es dir leichtfällt, über längere Zeit nichts zu essen.

Auch hier gibt es viele verschiedene Varianten; wir gehen hier auf die zwei bekanntesten ein.

### *1/0 2-Fasten – jeden zweiten Tag essen*

Die 1/0 2-Methode ist sehr einfach: Du isst nur jeden zweiten Tag. Die 1 steht für 1 Tag essen, die 0 für 1 Tag nicht essen (also fasten) in 2 Tagen.

Man spricht oft auch vom alternierenden Fasten oder vom 1:1 Intervallfasten.

Wenn du an dem Essenstag 3 Mahlzeiten in einem Zeitraum von ca. 12 Stunden isst, kommst du bei dieser Methode also auf ca. 36 Fastenstunden: zum Beispiel von 19 Uhr abends an einem Tag bis 7 Uhr morgens am übernächsten Tag.

Wenn du an dem Essenstag nur 2 Mahlzeiten zu dir nimmst, kommst du sogar leicht auf 42 Fastenstunden: zum Beispiel von 19 Uhr abends an einem Tag bis 13 Uhr mittags am übernächsten Tag.

An den Fastentagen kannst du entweder komplett fasten, also nur Wasser, Tee und evtl. schwarzen Kaffee trinken. Oder du entscheidest dich für eine leicht abgewandelte Form, bei der du an den Fastentagen ca. 500 – 600 kcal zu dir nimmst.

### *Intervallfasten 5:2 – 2 Tage die Woche fasten*

Die 5:2-Methode ähnelt stark der 1/0 2-Methode, mit dem Unterschied, dass du nur an zwei Tagen in der Woche fastest. An den restlichen fünf Tagen kannst du normal essen. Auch hier gibt es eine abgewandelte Form, bei der du ca. 500 – 600 kcal an den Fastentagen zu dir nehmen kannst.

Zwischen den zwei Fastentagen liegen in der Regel ein oder mehrere Essenstage. Du kannst auch an zwei aufeinanderfolgenden Tagen fasten, dies ist allerdings weniger üblich.

Auch hier kommst du also auf ca. 36 – 42 Fastenstunden. Oder auf ca. 60 Fastenstunden, falls du zwei Tage am Stück fastest.

## Wie sinnvoll sind Methoden, bei denen du länger als 24 Stunden fastest?

Generell sind längere Fastenzeiten bei Insulinresistenz effektiver. Mit längeren Fastenzeiten wirst du also schneller Erfolge sehen.

Dennoch bin ich kein großer Fan von der 1/0 2- und der 5:2-Methode. Ein Problem ist, dass diese beiden Methoden alles andere als leicht sind. Selbst für Menschen, die schon viel Fastenerfahrung haben und die nicht insulinresistent sind.

Warum ist das so?

Wie du bereits weißt, halten die Glykogenspeicher ca. 24 Stunden lang vor. Neigt sich das Glykogen dem Ende zu, geht der Körper an die Fettreserven. Fett ist zwar eine hervorragende Energiequelle, aber es gibt ein Problem: Unser Gehirn kann Fett nicht als Energiequelle nutzen. Es muss jedoch rund um die Uhr mit Energie versorgt werden und wenn die Glykogenspeicher aufgebraucht sind, muss eine alternative Energiequelle her.

Es gibt zum Glück eine sehr gute Alternative, sonst wären wir im Laufe der Evolution längst ausgestorben. Dabei handelt es sich um sogenannte Ketonkörper, die in der Leber aus Fett gebildet werden.

Die Produktion von Ketonkörpern ist zwar ein etablierter physiologischer Prozess, der im Körper theoretisch ohne Probleme stattfinden kann. Aber er findet eben nur in der Abwesenheit von Kohlenhydraten statt. Also beim Fasten oder bei einer stark kohlenhydratreduzierten Ernährung (sogenannte ketogene Ernährung).

Das Problem ist, dass die meisten von uns die Fähigkeit zur Ketose (also die Bildung von Ketonkörpern) schlicht „verlernt" haben. Durch eine kohlenhydratreiche Ernährung ohne längere Fastenzeiten kommen die meisten von uns jahrzehntelang nicht in die Ketose.

Wenn du länger als 24 Stunden fastest, ist der Körper jedoch auf die Produktion von Ketonkörpern angewiesen. Dieser Prozess läuft aber nicht sofort an, wenn er jahrelang nicht stattgefunden. Die nötigen Enzyme müssen erst gebildet werden und bis die Ketose rund läuft, können einige Tage vergehen. In der Zwischenzeit bleibt dann wertvolle Muskelmasse als einzige Energiequelle. Dies führt zum gefürchteten Muskelverlust beim Fasten. Und bei Insulinresistenz ist der Übergang in die Ketose noch schwieriger, weil ein hoher Insulinspiegel die Ketose hemmt.

Sobald der Körper stabil in Ketose ist, sind diese Probleme überwunden. Es steht mehr als genug Energie in Form von Fett zur Verfügung, das in Ketonkörper umgewandelt werden kann. Dieser Zustand wird beim 1/0 2- und 5:2-Fasten jedoch nicht erreicht. Sobald die Leber anfängt, Ketonkörper zu produzieren, steht die nächste Mahlzeit an.

Führt man die 1/0 2 oder 5:2-Methode dauerhaft durch, fällt es zwar irgendwann leichter, aber so richtig gewöhnt sich der Körper nie daran, weil er nie lange genug in Ketose ist (es sei denn, du ernährst dich ketogen). Diese beiden Methoden fallen also nicht nur sehr schwer, sondern bergen auch die Gefahr von Muskelverlust.

Deswegen ist es meiner Meinung nach sinnvoller, entweder eine Intervallfastenmethode zu wählen, bei der man mindestens ein Mal täglich isst oder regelmäßig mehrere Tage am Stück zu fasten (bei Insulinresistenz nur in professioneller Begleitung). Natürlich kann man diese beiden Ansätze auch gut kombinieren.

## Der Nachbar wird erträglich

Warum ist Intervallfasten bei Insulinresistenz so vorteilhaft? Um auf den Vergleich mit dem Nachbarn zurückzukommen: Der Nachbar fährt zwar nicht in Urlaub, aber er klingelt nur noch 2–3-mal täglich bei dir anstatt stündlich. Deswegen dauert es etwas länger, bis du nicht mehr genervt bist und wieder die Tür öffnest. Nach einiger Zeit ist dies jedoch für dich akzeptabel (sofern er immer nur kurz bleibt).

## Intervallfasten durchbricht den Teufelskreis

Zurück zum Intervallfasten: In den Essenspausen geht der Körper an die Energiereserven. Dadurch wird der Teufelskreis aus immer weiter steigendem Insulinspiegel, der die Insulinresistenz weiter vorantreibt, durchbrochen. Der Insulinspiegel sinkt, dadurch kannst du die Energiereserven anzapfen. Bald lässt die Insulinresistenz nach, wodurch der Insulinspiegel noch weiter sinkt. Dadurch kannst du die Energiereserven noch leichter anzapfen usw.

## 12/12-Intervallfasten bei Insulinresistenz

Man muss bei Insulinresistenz keine extremen Fastenzeiten befolgen. Selbst mit moderaten, anfängerfreundlichen Methoden lassen sich innerhalb kurzer Zeit sehr gute Ergebnisse erzielen.

Bei der 12/12-Methode isst man in einem Zeitraum von 12 Stunden 3 Mahlzeiten. Du fragst dich jetzt vielleicht, worin der Unterschied zu einem „normalen" Essenrhythmus liegt.

Wir sind mittlerweile von 3 Mahlzeiten täglich sehr weit entfernt. Der typische Essensrhythmus heutzutage sieht ganz anders aus: Viele Menschen nehmen ca. 14-mal täglich irgendwas Kalorienhaltiges zu sich. Und das von morgens früh bis abends spät, z. B. von 6 Uhr morgens bis 22 Uhr abends.

Was für einen großen Unterschied es machen kann, stattdessen auf nur drei Mahlzeiten zu setzen, hat eine sehr elegant durchgeführte Studie gezeigt.[41]

An der Studie nahmen 28 Probanden mit Diabetes Typ 2 teil. Die Teilnehmer wurden zufällig in zwei Gruppen aufgeteilt. Beide Gruppen nahmen im Laufe der Studie gleich viel Kalorien zu sich. Auch die Menge an Fett, Eiweiß und Kohlenhydraten war identisch.

Der einzige Unterschied zwischen den beiden Gruppen war, dass in der einen Gruppe die Kalorien auf 3 Mahlzeiten aufgeteilt wurden (3-Mahlzeiten-Gruppe), während sie in der anderen Gruppe auf 6 Mahlzeiten aufgeteilt wurden (6-Mahlzeiten-Gruppe).

Bei Gruppen frühstückten vor 9:30 Uhr, aßen zwischen 12 und 15 Uhr zu Mittag und zwischen 18 und 20 Uhr zu Abend.

Bei der 6-Mahlzeiten-Gruppe fielen die 3 Hauptmahlzeiten kleiner aus, dafür nahmen sie zusätzlich 3 Snacks zu sich: um 11, 17 und 22 Uhr.

In der 6-Mahlzeiten-Gruppe waren die Kalorien und Kohlenhydrate im Tagesverlauf gleichmäßig verteilt. Und die Hauptmahlzeiten enthielten in etwas doppelt so viele Kalorien und Kohlenhydrate wie Snacks.

In der 3-Mahlzeiten-Gruppe sah die Verteilung etwas anders aus:

Das Frühstück enthielt 47 % der Kalorien und 50 % der Kohlenhydrate. Das Abendessen hingegen war sehr leicht: Es enthielt nur 13 % der Kalorien und 10 % der Kohlenhydrate.

Das Ergebnis?

Nach 12 Wochen hatte die 3-Mahlzeiten-Gruppe im Schnitt **5,4 kg Gewicht verloren**. Die 6-Mahlzeiten Gruppe nahm hingegen **0,3 kg zu.**

Der HbA1c sank in der 3-Mahlzeiten-Gruppe **um 1,2 %**, in der 6-Mahlzeiten-Gruppe blieb er **unverändert.**

Der Nüchternblutzucker sank in der 3-Mahlzeiten-Gruppe **um 55 mg/dl**, in der 6-Mahlzeiten-Gruppe **um 23 mg/dl**.

Aber das Beste kommt noch: Während der Studie konnte die 3-Mahlzeiten-Gruppe die Insulindosis im Schnitt um 26 senken. All diese Verbesserungen traten also trotz Verringerung der Insulindosis ein! Das bedeutet also, dass die Probanden im Laufe der Studie deutlich besser auf Insulin reagierten: die Insulinresistenz ließ nach.

In der 6-Mahlzeiten-Gruppe wurde die Insulindosis im gleichen Zeitraum im Schnitt um 4 Einheiten erhöht.

In der 3-Mahlzeiten-Gruppe ließ außerdem der Hunger und das Verlangen nach Süßem und Fast Food nach. Dies bestätigt also, dass viele kleine Mahlzeiten nicht helfen, weniger zu essen. Im Gegenteil.

Man kann darüber streiten, ob man die 12/12-Methode überhaupt als Intervallfasten bezeichnen kann. Dies ändert jedoch nichts daran, dass selbst 3 Mahlzeiten täglich in Bezug auf Insulinresistenz einen großen Unterschied machen können. Diese Studie lässt auch vermuten, dass es vorteilhaft sein könnte, einen Großteil der Kalorien und Kohlenhydrate früh am Tag zu sich zu nehmen.

## Was kann man beim Intervallfasten trinken?

In der Fastenzeit isst du also nichts und auch auf Snacks und Zwischenmahlzeiten solltest du beim Intervallfasten möglichst verzichten. Aber wie sieht es mit Getränken aus?

In der Fastenzeit solltest du möglichst keine kalorienhaltigen Getränke zu dir nehmen. Streng genommen kannst du also nur Wasser, schwarzen Kaffee (ohne Milch und Zucker) und ungesüßten Tee trinken.

Wie streng musst du hier sein? Macht eine kleine Menge Kalorien die Erfolge zunichte?

Du musst hier nicht päpstlicher als der Papst sein. Hin und wieder in der Fastenzeit das Fasten durch ein paar Kalorien zu unterbrechen wird keinen großen Unterschied machen. Dennoch solltest du dir bewusst machen, welchen Effekt kalorienhaltige Getränke in der Fastenzeit haben können.

Denke immer daran, dass die Fastenzeit dazu dient, deinen Blutzucker- und Insulinspiegel für möglichst lange Zeit niedrig zu halten. Das ermöglicht dem Körper auch, auf Energiereserven zuzugreifen, wodurch du deinen Hunger besser unter Kontrolle bekommst. Sobald du Kalorien zu dir nimmst, wird dieser Prozess unterbrochen und der Körper stellt sich wieder auf Energiezufuhr von außen ein. Du kennst diesen Effekt bestimmt: Wenn du nach längerer Zeit ohne Essen eine Kleinigkeit zu dir nimmst, hast du plötzlich viel mehr Hunger als vorher.

Aber natürlich kommt es auch darauf an, was und wie viel du trinkst. Ein kleiner Schluck Milch im Kaffee wird sich anders auswirken als ein Glas Fruchtsaft oder Limonade.

Da Kohlenhydrate den größten Einfluss auf den Blutzucker- und Insulinspiegel haben, solltest du vor allem hier vorsichtig sein. Zuckerhaltiges ist also besonders problematisch. Aber auch scheinbar gesunde Getränke wie z. B. Hafermilch oder Smoothies können den Blutzucker stark ansteigen lassen.

Und wie sieht es bei Kaffee mit Milch aus? Ein kleiner Schluck Milch im Kaffee hat kaum Auswirkungen auf den Blutzucker- und Insulinspiegel. Bei einem großen Milchkaffee sieht es natürlich anders aus. Den würde ich schon fast als Mahlzeit zählen.

Ich halte in diesem Fall übrigens Sahne für eine gute Alternative. Denn Sahne hat weniger Zucker als Milch. Und aufgrund des hohen Fettgehalts brauchst du davon auch weniger.

In diesem Zusammenhang möchte ich auch noch kurz die Autophagie erwähnen. Dabei handelt es sich um einen zellulären Recyclingprozess, der für viele gesundheitliche Vorteile des Intervallfastens verantwortlich ist. In Bezug auf Insulinresistenz ist Autophagie wahrscheinlich kein entscheidender Faktor. Denn der positive Effekt von Intervallfasten auf Insulinresistenz ist in erster Linie darauf zurückzuführen, dass es hilft, den Insulinspiegel zu senken. (Möglicherweise spielt Autophagie bei Insulinresistenz aber doch eine bedeutende Rolle. Denn bei Diabetespatienten ist der Prozess der Autophagie gestört.)

Aber du hast vielleicht schon einmal gehört, dass Intervallfasten die Autophagie stimuliert und möchtest die positiven Effekte für dich nutzen. In diesem Fall solltest du in der Fastenzeit noch strenger darauf achten, keine Kalorien zu dir zu nehmen. Denn Autophagie ist ein sehr empfindlicher Prozess, der bereits durch wenige Kalorien unterbrochen werden kann. Mit Wasser, Tee und schwarzem Kaffee bist du auf der sicheren Seite. Kaffee kann die Autophagie sogar stimulieren!

*Getränke im Essensfenster*

Und was ist mit Getränken im Essenszeitraum? Da du beim Intervallfasten auf Snacks und Zwischenmahlzeiten verzichten solltest, solltest du zwischen den Mahlzeiten auch möglichst keine kalorienhaltigen Getränke zu dir nehmen. Denn diese können sich genauso stark auf deinen Blutzucker- und Insulinspiegel auswirken wie etwas zu Essen (oder sogar stärker). Auch hier musst du natürlich nicht übermäßig streng sein, denn gelegentliche Ausnahmen fallen nicht ins Gewicht. Und auch hier gilt: was und wie viel du davon trinkst, kann einen großen Unterschied machen.

Versuche also, kalorienhaltige Getränke mit einer Mahlzeit zu trinken. Oder kurz danach. Falls es etwas Zuckerhaltiges ist, solltest du es jedoch auf keinen Fall vor dem Essen trinken. Denn auf leerem Magen geht der Zucker sofort ins Blut und der Körper braucht große Mengen Insulin, um den Blutzucker schnell wieder runterzubekommen. Darauf gehen wir im Kapitel über Blutzuckerkontrolle mit einem kontinuierlichen Glukosemonitor (CGM) näher ein. Limonaden, Fruchtsäfte und andere Zuckerhaltige Getränke sind bei Insulinresistenz ohnehin kontraproduktiv. Aber falls du darauf nicht verzichten kannst, ist mit oder nach dem Essen der Zeitpunkt, an dem diese Getränke am wenigsten Schaden anrichten.

## Was musst du beim Intervallfasten mit Insulinresistenz beachten?

Zunächst zur wichtigsten Frage: Ist Intervallfasten bei Insulinresistenz gefährlich? Ja und Nein. Wenn du es nicht richtig angehst, kann es durchaus gefährlich sein. Wenn du einige Vorsichtsmaßnahmen beachtest, ist es jedoch eine sichere Methode, mit der du deine Insulinresistenz schnell verbessern kannst.

Falls du Medikamente einnimmst, musst du unbedingt deinen Arzt informieren, bevor du mit Intervallfasten anfängst. Beispielsweise wirkt Intervallfasten stark blutdrucksenkend. Wenn du Blutdruckmedikamente nimmst und die Dosis nicht reduzierst, kann der Blutdruck schnell gefährlich weit absinken. Die Anpassung der Dosierung muss natürlich in Absprache mit dem behandelnden Arzt geschehen.

Besonders kritisch ist die Absprache mit dem Arzt, wenn du blutzuckersenkende Medikamente einnimmst. Denn Intervallfasten reguliert auch den Blutzucker innerhalb kürzester Zeit. Wird die Dosis nicht angepasst, kann es zu einer lebensgefährlichen Unterzuckerung kommen. In diesem Fall ist es auch ratsam, deinen Blutzucker mehrmals täglich zu kontrollieren. Am besten mithilfe eines kontinuierlichen Glukosemonitors.

Aber auch wenn du keine Medikamente einnimmst, ist es wichtig, auf den Körper zu hören. Durch den hohen Insulinspiegel kann der Blutzucker beim Fasten zu weit absinken. Solltest du bei dir eindeutige Unterzuckerungssymptome wie Schwindel, Zittern oder Schweißausbrüche feststellen, musst du unbedingt sofort etwas essen.

Auch ist es ratsam, dich ans Intervallfasten langsam ranzutasten. Wenn du noch nie eine Mahlzeit hast ausfallen lassen, solltest du nicht von heute auf morgen 16 Stunden fasten.

Am besten beginnst du, indem du 3-4 Hauptmahlzeiten isst und auf Snacks, Zwischenmahlzeiten und kalorienhaltige Getränke zwischen den Mahlzeiten verzichtest. Falls dir das schwerfällt und du zwischen den Mahlzeiten das Gefühl hast, dass dein Blutzucker zu weit absinkt, ist etwas Fingerspitzengefühl gefragt. Es ist wichtig, nicht jedem kleinen Hungergefühl sofort nachzugeben. Denn so wird es dir nicht gelingen, den Zeitraum zwischen den Mahlzeiten zu verlängern. Aber falls du tatsächlich eindeutige Unterzuckerungssymptome bemerkst, solltest du natürlich etwas essen. Das Problem ist, dass bei Insulinresistenz oft schon ein Gefühl der Unterzuckerung aufkommt, wenn der Blutzucker noch im Normalbereich ist. Um hier Klarheit zu gewinnen, ist die Verwendung eines Glukosemonitors enorm hilfreich (dazu mehr im Abschnitt Blutzucker und Insulinspiegel trotz Kohlenhydraten niedrig halten).

## Welche Intervallfastenmethode ist die Richtige für dich?

Generell sind längere Fastenzeiten effektiver, wenn es darum geht, Insulinresistenz möglichst schnell zu verbessern. Das bedeutet aber nicht, dass du möglichst lange fasten musst. Wichtig ist, eine Methode zu finden, die deinen Bedürfnissen entgegenkommt, die zu deinem Alltag passt und die du problemlos dauerhaft umsetzen kannst.

Viele individuelle Faktoren spielen hier außerdem eine Rolle: Beispielsweise dein Körpergewicht (insbesondere der Fettanteil) und wie ausgeprägt deine Insulinresistenz ist. Wenn du sehr schlank bist, ist es nicht ratsam, regelmäßig längere Fastenzeiten einzulegen.

Wenn deine Insulinresistenz sehr stark ausgeprägt ist (und du vielleicht schon Prädiabetes oder Diabetes hast), sind eventuell längere Fastenzeiten notwendig, um innerhalb kurzer Zeit eindeutige Erfolge zu erzielen.

Meine Empfehlung ist daher, zunächst mit einer Methode mit einer moderaten Fastenlänge (z. B. 12/12 oder 16/8) zu beginnen und zu sehen, wie du damit zurechtkommst. Wenn sich der Erfolg in Grenzen hält oder nicht schnell genug vorangeht, kannst du dich immer noch entscheiden, länger zu fasten. Und neben der Fastendauer ist es auch wichtig, die Essenszeiten zu finden, die am besten zu dir und deinem Alltag passen.

## Studien Intervallfasten bei Insulinresistenz

Es gibt sehr viele Studien, die zeigen, dass sich Intervallfasten bei Insulinresistenz positiv auswirken kann. Der Intervallfasten-Hype der letzten Jahre ist genau darauf zurückzuführen. Denn die Studien zeigen, dass Intervallfasten das Abnehmen erleichtern und viele gesundheitliche Beschwerden lindern kann. Und Übergewicht und moderne Zivilisationskrankheiten haben eine gemeinsame Ursache: Insulinresistenz.

Der Homa-Index gilt als der Goldstandard zur Beurteilung von Insulinresistenz. Allerdings wird er in Intervallfastenstudien nicht regelmäßig gemessen. Die meisten Studien konzentrieren sich eher auf die durch Insulinresistenz verursachten Symptome wie Übergewicht, Bluthochdruck, schlechte Blutfettwerte und zu hohen Blutzucker. Es gibt allerdings auch Studien, in denen der HOMA-Index gemessen wurde und durch Intervallfasten gesenkt werden konnte.[42, 43]

### *Blutdruck*

Der blutdruckregulierende Effekt von Intervallfasten lässt sich in zahlreichen Studien beobachten. Bei Probanden mit Bluthochdruck sinkt der Blutdruck innerhalb kurzer Zeit; unabhängig von der Intervallfastenmethode.[42, 44, 45]

Interessanterweise sinkt der Blutdruck aber nicht immer. Hier muss betont werden, dass Intervallfasten *blutdruckregulierend* und nicht per se blutdrucksenkend wirkt. Ist der Blutdruck nicht zu hoch, sinkt er durch Intervallfasten auch nicht ab.[46] Deswegen können auch Menschen mit normalem Blutdruck gefahrlos Intervallfasten praktizieren.

Aber Achtung, falls du blutdrucksenkende Medikamente einnimmst: In diesem Fall muss beim Intervallfasten die Dosis angepasst werden, was du unbedingt mit deinem behandelnden Arzt besprechen musst. Sonst kann es leicht passieren, dass der Blutdruck zu weit absinkt, was gefährlich sein kann.

Zu dem Effekt von Intervallfasten auf Blutdruck gibt es auch eine sehr interessante Studie, auf die ich näher eingehen möchte.

Diese Studie hat untersucht, ob die gesundheitlichen Vorteile von Intervallfasten nur auf den Gewichtsverlust zurückzuführen sind. Man weiß, dass ein Gewichtsverlust helfen kann, den Blutdruck zu senken. Und Intervallfasten ist nun mal eine Methode, mit der man sehr leicht Gewicht verlieren kann.

In der Studie praktizierten die Probanden für 5 Wochen 18/6-Intervallfasten. Es wurde allerdings darauf geachtet, dass die Probanden während des Studienzeitraums kein Gewicht verloren. Sobald ein Teilnehmer etwas abnahm, wurde die Kalorienzufuhr erhöht.

Obwohl das Intervallfasten nicht mit einem Gewichtsverlust einherging, sank der systolische Blutdruck im Schnitt um 11 mmHg, der diastolische Blutdruck um 10 mmHg.[47]

## Triglyceride

Auch der positive Effekt von Intervallfasten auf die Triglyceride ist gut untersucht: Sie sinken innerhalb kurzer Zeit. Dies ist nicht verwunderlich. Denn durch Intervallfasten wird die Leber schnell entlastet und überschüssiges Glykogen oder Fett werden abgebaut.

Die Fastendauer scheint keine große Rolle zu spielen, dieser Effekt lässt sich bei verschiedenen Intervallfasten-Methoden beobachten.[48-50] Allerdings sind längere Fastenzeiten tendenziell effektiver.

Es ist wichtig zu erwähnen, dass Intervallfasten die Triglyceride auch kurzfristig erhöhen kann. Dies ist darauf zurückzuführen, dass durch Intervallfasten vermehrt Fett aus dem Fettgewebe freigesetzt wird. Dies ist jedoch nur vorübergehend und langfristig ist Intervallfasten eine sehr gute Methode, um Triglyceride zu senken und niedrig zu halten.

## Blutzuckerregulation

Intervallfasten wirkt sich auch positiv auf die Blutzuckerkontrolle aus. Dies mag auf den ersten Blick kontraintuitiv wirken. Diabetikern wird oft empfohlen, auf viele kleine Mahlzeiten zu setzen. Die Idee dahinter: eine kleine Mahlzeit lässt den Blutzucker weniger stark ansteigen als eine große. Das stimmt zwar prinzipiell. Eine kleine Portion Nudeln mit Tomatensoße wird sich nicht so stark auf den Blutzucker auswirken wie eine große Portion. Andererseits lässt eine doppelt so große Portion den Blutzucker nicht doppelt so stark ansteigen. Deswegen verbessert sich der Blutzucker im Tagesverlauf mit weniger Mahlzeiten innerhalb kurzer Zeit.[51] Diese wirkt sich auch positiv auf den HbA1c und den Nüchternblutzucker aus.[41, 44, 52, 53]

Aber Achtung: Die Uhrzeit der Mahlzeiten spielt eine Rolle. Verschiebt sich durch das Fasten das Essen zu weit in Richtung Tagesende, kann es sich negativ auf die Blutzuckerregulation auswirken.[54]

## Hoher Blutzucker beim Fasten

Fasten kann sich vorübergehend auch negativ auf den Blutzucker auswirken. Insbesondere, wenn die Blutzuckerregulation schon beeinträchtigt ist. Die Erklärung dafür ist ganz einfach.

Bei Insulinresistenz sind die Glykogenspeicher randvoll und quillen über. Der hohe Insulinspiegel sorgt dafür, dass immer mehr Zucker in Form von Glykogen gespeichert und kaum abgebaut wird.

Nun ist Fasten eine sehr effektive Methode, den Insulinspiegel zu senken. Sobald der Insulinspiegel sinkt, können endlich die Energiereserven angezapft werden. Dazu gehören auch die übervollen Glykogenspeicher. Deswegen steigt der Blutzucker trotz, oder besser gesagt wegen, des niedrigen Insulinspiegels an.

Ist der erhöhte Blutzucker bedenklich?

Nun, ein hoher Blutzucker ist schädlich, insbesondere, wenn er zu stark ansteigt. Andererseits sind lange Essenspausen eine sehr effektive Möglichkeit, die überquellenden Zuckerspeicher endlich zu leeren. Das ist für eine Verbesserung der Insulinresistenz unbedingt notwendig. Und dieser Effekt ist auch vorübergehend: Sobald sich die Glykogenspeicher etwas leeren, wird beim Fasten auch nicht mehr übermäßig viel Zucker aus den Speichern freigesetzt.

Solange noch kein Diabetes Typ 2 vorliegt, steigt der Blutzucker beim Fasten nicht gefährlich hoch an. Bei Diabetes Typ 2 muss eventuell die Dosis der Medikamente angepasst werden, wenn der Blutzucker beim Fasten zu stark ansteigt. Dies muss natürlich in Zusammenarbeit mit dem behandelnden Arzt geschehen.

## Fazit: Intervallfasten bei Insulinresistenz

Intervallfasten ist bei Insulinresistenz eine unglaublich wirkungsvolle Methode. Denn es setzt an der Ursache an und greift das Übel bei der Wurzel.

Viele gesundheitliche Vorteile des Intervallfastens sind auf diesen Effekt zurückzuführen. Aber Intervallfasten kann noch viel mehr. Da nicht alle Vorteile des Intervallfastens unmittelbar mit Insulinresistenz in Zusammenhang stehen, haben ich einiges hier nur kurz erwähnt (z. B. die Autophagie).

Falls du noch mehr über Intervallfasten erfahren möchtest, empfehle ich dir mein Intervallfasten Buch. Dort erfährst du genau, was beim Fasten im Körper passiert, welche Methoden es gibt und wie du es am besten umsetzt.

Hier kommst du zum Buch.

(Fotokamera deines Smartphones über den QR-Code halten, um die Webseite zu besuchen.)

**Mein Tipp**: Falls du für dich entscheiden solltest, dass Intervallfasten nichts für dich ist, solltest du trotzdem versuchen, auf Snacks und Zwischenmahlzeiten so weit wie möglich zu verzichten. Das ist bereits die halbe Miete.

# Low Carb

Wir nehmen Energie in Form von Makronährstoffen zu uns: Kohlenhydrate, Fett und Eiweiß. Eiweiß ist ein essenzieller Nährstoff, den wir täglich in ausreichenden Mengen zu uns nehmen müssen. Denn

Eiweiß ist an biochemischen Reaktionen im Körper beteiligt und verleiht unserem Körper Struktur und Halt. Unsere Muskeln bestehen auch zu einem Großteil aus Eiweiß.

Der Großteil des Energiebedarfs wird jedoch durch Kohlenhydrate und Fett gedeckt. Welchen Anteil sie jeweils ausmachen, ist flexibel. Manche Menschen setzen auf eine fettarme Ernährung, andere auf eine kohlenhydratarme Ernährung, wiederum andere schränken weder das eine noch das andere ein. Alle drei Ansätze können gut funktionieren. Letztendlich kommt es auch auf die Umsetzung an. Jede Ernährungsweise kann nach hinten losgehen, wenn sie schlecht umgesetzt wird.

Kohlenhydrate haben mit Abstand den größten Einfluss auf den Blutzucker. Wir nehmen einen Großteil der Kohlenhydrate in Form von Stärke zu uns. Stärke besteht aus aneinandergereihten Glukose-Molekülen. Im Verdauungsprozess wird Stärke zu Zucker abgebaut (also zu Glukose) und gelangt ins Blut, wodurch der Blutzucker ansteigt.

Deswegen muss die Bauchspeicheldrüse bei einer kohlenhydratreichen Mahlzeit viel Insulin produzieren, um den Blutzucker wieder in den Normalbereich zu bringen.

Auch Eiweiß kann den Blutzucker leicht ansteigen lassen. Der Anstieg ist im Vergleich zu dem Anstieg durch Kohlenhydrate aber sehr gering. Eiweiß kann im Gegenteil sogar helfen, den Blutzuckeranstieg durch Kohlenhydrate zu verringern (dazu mehr im Teil zur Blutzuckerkontrolle mittels CGM). Eiweiß hat auch einen Einfluss auf den Insulinspiegel (denn Insulin fördert die Aufnahme von Aminosäuren), dieser ist aber auch vergleichsweise gering.

Fett hingegen lässt den Blutzucker- und Insulinspiegel nicht ansteigen. Es kann jedoch, ähnlich wie Eiweiß, helfen, den Blutzucker stabil zu halten.

Wie du bereits gelernt hast, ist ein chronisch erhöhter Insulinspiegel die Hauptursache für Insulinresistenz. Indem wir dafür sorgen, dass der Insulinspiegel nicht so oft ansteigt, können wir Insulinresistenz entgegenwirken. Deswegen ist Intervallfasten bei Insulinresistenz so effektiv. Aber es kommt nicht nur darauf an, wie oft der Insulinspiegel ansteigt, sondern auch wie stark.

Um auf den Vergleich mit dem Nachbarn zurückzukommen: Es macht einen Unterschied, ob der Nachbar nur kurz klingelt und nach 2 Minuten wieder weg ist, oder ob er jedes Mal 2 Stunden bleibt.

Kohlenhydrate zu reduzieren, ist daher eine sehr effektive Methode, Insulinresistenz entgegenzuwirken. Man spricht auch von einer Low Carb Ernährung. Low Carb ist auch bei Diabetes Typ 2 mittlerweile als sinnvolle Ernährungsform anerkannt.

Auch eine ketogene Ernährung ist bei Insulinresistenz und Diabetes Typ 2 sehr hilfreich. Eine ketogene Ernährung ist eine strenge Form der Low Carb Ernährung. Dabei werden die Kohlenhydrate so stark reduziert, dass man in die Ketose kommt. Wir hatten die Ketose schon mal kurz im Zusammenhang mit Fasten angesprochen: In der Abwesenheit von Kohlenhydraten braucht der Körper eine alternative Energiequelle, die auch das Gehirn nutzen kann. Zu diesem Zweck werden in der Leber Ketonkörper gebildet.

Zur Low Carb bzw. ketogenen Ernährung zur Verbesserung von Insulinresistenz gibt es zahlreiche Studien. Die meisten Studien werden an Probanden mit Diabetes oder Prädiabetes durchgeführt.[55, 56]

### Interview mit Julia Tulipan: Insulinresistenz mit ketogener Ernährung bekämpfen.

Teresa Arrieta von der Medumio Gesundheitsakademie hat für den Insulinresistenz Kongress die Biologin und klinische Ernährungsmedizinerin Julia Tulipan interviewt. Hier ein Ausschnitt des Interviews:

**Teresa Arrieta:** Wir sind ja eben im Insulinresistenz Kongress…für die Insulinresistenz, für die Blutzucker Regulation. Was sind da die Beobachtungen, mit ketogener Ernährung?

**Julia Tulipan:** Also, da sind wir ja tatsächlich im therapeutischen drinnen. Ja, also das ist echt das Spannende, dass man mit je nachdem wo man schon in dieser Insulinresistenz sich befindet, oft schon mit einer guten Low Carb Ernährung, aber vielleicht noch nicht Keto, auch schon irrsinnig viel erreichen kann. Und vielleicht Keto ist dann so der nächste Schritt. Das heißt vielleicht jetzt so vorweggeschickt…wer sich jetzt denkt, Keto, das schaffe ich nicht oder das ist zu heftig…dann aber nicht sagen, na da mache ich gar nichts. Das heißt initial, wenn es um Insulinresistenz geht, auch wenn ich schon Typ 2 Diabetes habe.

Eine Low Carb Ernährung wird mir dabei helfen, meine Zuckerwerte zu verbessern und meine Insulinresistenz zu verbessern.

Ich kann vielleicht dann nicht dahin kommen, wo ich mit Keto hinkommen würde, aber das ist schon mal ein super Beginn und vielleicht komme ich ja dann so drauf und sehe, wie sich meine Werte verbessern und habe dann Lust zu sagen: Hey, vielleicht kann ich noch einen Schritt weitergehen. Also nur das vorweggeschickt. Also jetzt nicht gleich die Flinte ins Korn werfen, und sagen, das ist mir zu kompliziert.

Low Carb ist eine super Intervention, kann man irrsinnig viel erreichen. Die ketogene Ernährung ist einfach ein Therapiewerkzeug. Und das Schöne daran ist, dass ich es messen kann. Das heißt, ich kann die Umsetzung kontrollieren, weil sonst ist es bei Ernährungssachen immer sehr schwierig. Schwierig…bin ich Low Carb genug? Ja, und das ist sozusagen das Schöne, auch gerade für die Wissenschaftler.

Das Schöne, wenn ich was messen kann. Ja, da kann ich halt Ketone messen. Und somit weiß ich ja, die Ernährung, wie sie zusammengesetzt ist, ist so gewählt, dass die Person es schafft, in Ketose zu kommen.

**Teresa Arrieta:** Messe ich das im Blut? Die Ketone werden ja in der Leber hergestellt, ne? Und dann kann man einen Bluttest machen auf Ketone, oder wie? Oder wie ist es üblich, dass man das kontrolliert?

**Julia Tulipan:** Genau. Also, es gibt verschiedene Messmethoden. Anfangen kann man zum Beispiel mal, das man im Harn, da gibt es so Teststreifen, die man einfach in den Urin hält und die verfärben sich dann. Und das ist für den Anfang in Ordnung und gut. Und später kann man dann auch mal im Blut messen und da muss man nicht ständig zum Arzt gehen, sondern das kann man dann über ein Messgerät machen, wie man es vom Blutzucker messen vielleicht kennt. Das ist ein ähnliches Gerät…diese Geräte können immer Blutzucker und Ketone messen. Also, man braucht nicht zwei Geräte, sondern eines mit zwei verschiedene Messstreifen und da muss man sich halt in den Finger stechen. Aber das sollte man dann sowieso machen, wenn man schon eine Insulinresistenz hat oder vermutet, oder wenn man Typ 2 Diabetiker ist. Da kommt man gar nicht drumherum, wirklich den Zucker zu kontrollieren.

Ja, weil der Blutzucker ein sehr schöner Indikator ist. Ja, wie ich auf ein Lebensmittel reagiere. Da brauche ich noch gar nicht Ketone messen, sondern da reicht schon mal nur den Blutzucker anzuschauen und zu sagen, wo ist denn der in der Früh, wie schaut er im Verlauf des Tages aus, wie schaut er eine Stunde oder zwei Stunden nach einer Mahlzeit aus?

Und das hilft ungemein. Und damit kann ich schon ganz viel spielen. Und bei der Insulinresistenz ist eben das Besondere quasi, dass ich…und wenn ich die ketogene Ernährung als Therapie Option wähle, habe ich einmal den Vorteil, dass ich natürlich allein durch die Auswahl der Lebensmittel ja genau das mache, was für diesen insulinresistenten Körper gut ist, nämlich im Wesentlichen ist eine Insulinresistenz nichts anderes als eine Kohlenhydratintoleranz.

Der Körper kommt mit Kohlenhydraten nicht mehr richtig gut zurecht. Wenn ich eine Laktoseintoleranz habe, dann lasse ich Milchprodukte weg oder wenn ich eine, wenn ich allergisch bin auf Erdnüsse, esse ich keine Erdnüsse. Und so ist es halt mit der Kohlenhydratintoleranz auch. Wenn ich das Zeug nicht vertrage, muss ich es reduzieren oder weglassen. Das ist eigentlich eine ganz logische Schlussfolgerung und deswegen habe ich eben zwei Ebenen bei einer ketogenen Ernährung.

Ich habe einmal, dass die Ernährung an sich eben kohlenhydratreduziert ist und somit genau das ist, was mein Körper braucht. Aber als zusätzliches Goodie obendrauf habe ich die Ketone und Ketone sind Energielieferanten, das haben wir schon gehabt, aber die sind noch viel, viel, viel, viel, viel mehr als Energielieferanten. Das sind nämlich richtige Signalmoleküle. Das heißt, die sagen den Körperzellen oder die kommunizieren mit Körperzellen und können dort ganz gezielt gewisse Signalwege an- und ausschalten.

Und spannenderweise eben genau Dinge, die für uns oder die besonders bei der Insulinresistenz, aber auch bei anderen chronischen Erkrankungen, oft schon fehlreguliert sind. Da habe ich zum Beispiel Entzündungsprozesse. Insulinresistenz ist eigentlich immer mit einer gesteigerten, sozusagen dieser chronischen, niederschwelligen Entzündung verbunden. Silent Inflammation oder stille Inflammation oft genannt. Und das Tolle zum Beispiel, nur um eine Sache zu nennen, diese Ketone, die regulieren aktiv diese übermäßige Entzündung nach unten.

Das heißt, sie sind anti-inflammatorisch. Sie wirken als Antioxidantien. Also, wenn ich eben Entzündungen habe, wenn ich einen hohen Blutzucker habe, habe ich auch viel Oxidation, viel, viel Stress, der im Körper ist, der wieder meine Zellen schädigt. Das ist ja so ein, wenn es einmal im Gange ist, ist es wie eine Lawine. Das ist so ein selbst verstärkender Zyklus und auch da wirken die Ketone als Antioxidantien. Also, die machen noch viel, viel, viel mehr. Zum Beispiel aktivieren Sie die Bildung unseres körpereigenen Antioxidans im Blut, dem Glutathion. Das kennen vielleicht manche als Nahrungsergänzungsmittel, aber Glutathion ist das Antioxidans, das wir selbst machen und Ketone helfen im Körper, aktivieren in der Zelle die Produktion von diesem Glutathion. Also unglaublich, was die alles machen, das ist wirklich nur ein kleiner Ausschnitt. Da würde ich jetzt noch drei Stunden reden, wenn wir nur über die Signalfunktion von Ketonen sprechen würden.

Und was eben die Insulinresistenz betrifft, ist, dass die Ketone auch die Insulinsensitivität der Zelle verbessern. Richtig, wirklich als Signal. Und das ist ja genau das, was wir wollen. Wir wollen wieder eine verbesserte Insulinsensitivität haben und somit haben wir mehrere Wirkmechanismen, die dann da zur Geltung kommen. Wir haben die Reduktion der Kohlenhydrate durch die Ernährung und dadurch eine beginnende Verbesserung der Insulinsensitivität und wir haben gleichzeitig die quasi, ja, diese Wirkmechanismen der Ketone, die man vielleicht mit einem Medikament vergleichen könnte, die auch auf ganz vielen Ebenen wirken, auf die Zelle und unter anderem dort die Insulinsensitivität mitverbessern. Und deswegen ist es natürlich noch mal, muss man das wirklich als Stoffwechsel Therapie sehen. Und genauso wird jetzt auch in der wissenschaftlichen Literatur die ketogene Ernährung immer mehr auch bezeichnet, nämlich als metabolic therapy, also als Stoffwechseltherapie. Und das macht es dann so besonders im Hinblick auf Insulinresistenz, aber auch in Hinblick auf dann schon Diabetes.


Julia Tulipan ist Biologin und Master of Science in klinischer Ernährungsmedizin. Sie hat durch zahlreiche Weiterbildungen im In- und Ausland ihr Wissen rund um Zellbiologie, Stoffwechsel und evolutionäre Ernährung vertieft. Die Liebe zur Naturwissenschaft begleitet sie schon ihr ganzes Leben und sie bildet auch die Grundlage ihrer Beratungsphilosophie. Ihr Motto lautet: "Nothing in Biology Makes Sense Except in the Light of Evolution" (Christian Theodosius

Dobzhansky). Seit 2013 schreibt sie ein sehr erfolgreiches Blog und hilft als Coach ihren Kunden die Grundsätze einer zeitgemäßen und richtig formulierten low-carb Ernährung in ihr Leben zu integrieren - und dadurch zu mehr Energie, Gesundheit und Lebensqualität.

Webseite: https://juliatulipan.com/
Facebook: https://www.facebook.com/PaleoLC
Instagram: https://www.instagram.com/paleolc/
YouTube: https://www.youtube.com/@JuliaTulipanKeto
Buch: https://www.amazon.de/gp/product/3742309889/

## Wie funktioniert eine Low Carb Ernährung in der Praxis?

Bei einer Low Carb Ernährung werden also die Kohlenhydrate reduziert. Aber was heißt das konkret? Was isst man? Oder was isst man nicht.

Werfen wir zunächst einen Blick auf die Lebensmittel, auf die man bei einer Low Carb Ernährung verzichtet oder nur in geringen Mengen konsumiert.

### *Getreide*

Ein Großteil der Kohlenhydrate in der heutigen Ernährung stammt aus Getreide. Getreide besteht fast ausschließlich aus Stärke. Deswegen wird Getreide bei einer kohlenhydratarmen Ernährung höchstens in sehr geringen Mengen konsumiert. Dazu gehören Dinge wie Nudeln, Brot, Kuchen und die meisten anderen Backwaren.

### *Stärkehaltiges Gemüse und Hülsenfrüchte*

Auch Gemüse enthält teilweise sehr viele Kohlenhydrate. Hierzu gehören vor allem Kartoffeln (auch, wenn sie streng genommen kein Gemüse sind). Gemüsesorten wie Möhren, rote Beete, Tomaten und Paprika haben auch recht viel Kohlenhydrate. Auch Hülsenfrüchte wie Linsen, Bohnen, Erbsen und Kichererbsen sind reich an Kohlenhydraten.

Inwiefern man diese Art von Gemüse und Hülsenfrüchte einschränkt, richtet sich danach, wie streng die Low Carb Ernährung ausgelegt ist. Die meisten Gemüsesorten sind bei Low Carb akzeptabel. Bei einer ketogenen Ernährung werden Gemüsesorten mit hohem Kohlenhydratanteil jedoch stark eingeschränkt.

*Obst*

Eine weitere Quelle von Kohlenhydraten bzw. Zucker ist Obst. Insbesondere Weintrauben, Feigen, Bananen und Ananas haben sehr viel Zucker. Beeren wie Brombeeren, Himbeeren und Heidelbeeren haben recht wenig Zucker und können auch bei einer Low Carb Ernährung gegessen werden.

Trockenfrüchte enthalten übrigens im Vergleich zu frischem Obst ein Vielfaches an Zucker. Denn Obst besteht zum Großteil (ca. 90 %) aus Wasser. Ohne das Wasser hat das Obst pro Gramm also ca. 10-Mal so viel Zucker.

Noch problematischer als Obst sind Fruchtsäfte. Denn hier liegt das Obst in konzentrierte Form vor und man konsumiert davon viel größere Mengen innerhalb kurzer Zeit, als es durch Essen von ganzem Obst möglich ist. Um 1 Glas Orangensaft herzustellen, braucht man beispielsweise 3-4 Orangen.

Fruchtzucker gilt oftmals als gesund und viele Menschen sind überrascht, dass auch Zucker aus Obst problematisch sein kein. Fruchtzucker ist leider längst nicht so harmlos, wie viele denken – insbesondere bei Insulinresistenz. Denn Fruchtzucker (Fruktose) wird in Leber verstoffwechselt und die Leber kann täglich nur eine begrenzte Menge Fruktose verarbeiten. Nimmt man über einen längeren Zeitraum mehr Fruktose zu sich, als die Leber verstoffwechseln kann, führt dies früher oder später zu einer Fettleber. Man spricht von einer nicht-alkoholischen Fettleber. Wie schon besprochen, ist Fettleber eine zentrale Ursache von Insulinresistenz.

Süßigkeiten für Diabetiker wurden früher mit Fruktose gesüßt, da Fruktose nicht den Blutzucker ansteigen lässt. Oder genauer gesagt: Fruktose landet durchaus im Blut, aber wir messen sie nicht. Wenn wir von Blutzucker sprechen, meinen wir Glukose im Blut.

Da man mittlerweile weiß, dass zu viel Fruktose zu einer Fettleber führt und eine Fettleber mit Insulinresistenz und Diabetes Typ 2 einhergeht, gibt es die mit Fruktose gesüßten Diabetikersüßigkeiten zum Glück nicht mehr.

Auch Süßigkeiten und Softdrinks enthalten Fruktose. Haushaltszucker (Saccharose) besteht zu 50 % aus Fruktose und zu 50 % aus Glukose. Fruktose ist also keineswegs natürlich nur weil sie in Obst vorkommt.

Chemisch gesehen ist die Fruktose im Haushaltszucker mit der Fruktose im Obst identisch. Trotzdem ist Obst gesünder als Süßigkeiten. Denn Obst enthält Vitamine, Mineralien und Ballaststoffe. Ballaststoffe sind einerseits gut für die Verdauung und die Darmflora, andererseits sorgen sie dafür, dass der Zucker nicht so schnell ins Blut geht.

## Süßigkeiten

Auch wenn dieser Punkt offensichtlich sein sollte, soll er dennoch nicht unerwähnt bleiben. Süßigkeiten bestehen zu einem Großteil aus Zucker und sind somit mit einer Low Carb Ernährung nicht kompatibel. Oder höchstens in winzigen Mengen. Beispielsweise enthält Milchschokolade 57 g Kohlenhydrate pro 100 g und Gummibärchen 77 g Kohlenhydrate pro 100 g.

Es gibt auch Low Carb Süßigkeiten, die mit meist mit Stevia, Erythrit und Xylit gesüßt sind. Diese sind zwar kompatibel mit einer Low Carb Ernährung, aber ich würde davon trotzdem Abstand nehmen. Denn in den letzten Jahren gibt es immer mehr Studien, die zeigen, dass diese Süßungsmittel Insulinresistenz fördern könnten (dazu mehr weiter unten).

Bitterschokolade mit einem Kakaoanteil von 70 % oder mehr ist in geringen Mengen mit einer Low Carb Ernährung kompatibel. 70%ige Schokolade enthält beispielsweise 34 g Kohlenhydrate pro 100 g, und ein Riegel enthält gut 5 g Kohlenhydrate.[57] Und 85%ige Schokolade enthält sogar nur 22 g Kohlenhydrate pro 100 g und gut 3 g pro Riegel.

## Industrielle Pflanzenöle

Bei einer Low Carb Ernährung ersetzt man Kohlenhydrate durch Fett. Deswegen ist es bei Low Carb besonders wichtig, auf gesunde Fette zu setzen. Industrielle Pflanzenöle enthalten zwar keine Kohlenhydrate, sind aber gesundheitlich sehr bedenklich. Deswegen haben sie in einer gesundheitsbewussten Low Carb Ernährung nichts zu suchen.

Besonders problematisch ist Linolsäure, die in großen Mengen in Sonnenblumenöl, Sojaöl, Maiskeimöl, Margarine und auch Rapsöl vorkommt. Denn Linolsäure oxidiert leicht und sorgt so für oxidativen Stress und Entzündungen, die wiederum Insulinresistenz verursachen können. Linolsäure bindet auch an Cholesterin im Blut und sorgt dafür, dass es oxidiert. Oxidiertes Cholesterin setzt sich leicht in den Arterien fest, wodurch es zu Arteriosklerose kommt.

## Fertiggerichte & Fast Food

Lebensmittel wie Tiefkühlpizza und Burger vereinen alles, was man bei Low Carb meidet: Stärke, Zucker und schlechte Pflanzenöle. Von den anderen Zusatzstoffen ganz zu schweigen.

## Was isst man also bei Low Carb?

Kommen wir endlich zu den Lebensmitteln, aus denen eine Low Carb Ernährung besteht. Auch wenn du mittlerweile den Eindruck hast, dass da nicht viel übrig bleibt: Es gibt jede Menge!

Bei Low Carb setzt du vor allem auf kohlenhydratarmes Gemüse, etwas zuckerarmes Obst, Fisch, Fleisch, Eier, Milchprodukte und Nüsse.

Da man auf industrielle Pflanzenöle verzichtet, verwendet man in der Küche Butter, Ghee, Schmalz, Olivenöl, Kokosöl und Avocadoöl.

Viele Menschen möchten auf Kuchen, Brot, Pizza & Co nicht dauerhaft verzichten. Das ist absolut verständlich. Auch wenn diese Lebensmittel bei Low Carb theoretisch tabu sind: es gibt zum Glück zahlreiche Low Carb Alternativen. Bei Brot kommen oft Quark, Eier, Nüsse und Samen zum Einsatz. Bei süßem Gebäck lässt sich das Mehl leicht durch Nussmehle oder gemahlene Nüsse ersetzten. Der Pizzaboden kann z. B. auf Blumenkohl- oder Thunfischbasis sein. Auch wenn Es nicht wie die gewöhnliche Version schmeckt: Diese Low Carb-Varianten können sehr gut schmecken und der Kreativität sind keine Grenzen gesetzt. Es ist bei diesen Low Carb Alternativen sehr vorteilhaft, selbst zu kochen. Es gibt unzählige Rezepte. Eine gute Auswahl findest du z. B. bei Happy Carb oder Raevoluz.

Allerdings gibt es mittlerweile auch hochwertige Low Carb Lebensmittel zu kaufen. Panifactum hat beispielsweise sehr gutes Brot, Dr. Almond hat zahlreiche Backmischungen für Brot, Kuchen, Pizza und Nudeln.

## Süßungsmittel – nur bedingt zu empfehlen

Das Thema Süßungsmittel ist etwas kontrovers. Es gibt viele Low Carb-freundliche Süßungsmittel, die keinen Einfluss auf den Blutzucker- und Insulinspiegel haben. Dazu gehören zum Beispiel

Erythrit und Stevia. Theoretisch sind diese Süßungsmittel also unbedenklich und scheinen auch bei Insulinresistenz vorteilhaft zu sein.

Allerdings ist der menschliche Körper sehr komplex und viele Effekte lassen sich in Studien nicht so leicht nachweisen. Das scheint bei Süßungsmitteln der Fall zu sein.

So kann beispielsweise Sucralose die Glukosetoleranz verringern. Sucralose ist ein beliebtes Süßungsmittel und wird auch oft Diabetikern als Zuckerersatz empfohlen.

Eine Studie konnte sehr schön zeigen, wie sie Sucralose auf die Glukosetoleranz auswirkt.[58] Die Studie umfasste sowohl normalgewichtige als auch übergewichtige Probanden. Die Teilnehmer bekamen entweder

- 60 ml Wasser mit 48 g Sucralose zu trinken
- Nur 60 ml Wasser zu trinken
- Eine Sucralose-Lösung, mit der sie nur den Mund ausspülten

Das Ausspülen mit Sucralose-Lösung ist eine wichtige Kontrolle, da selbst süßer Geschmack einen Einfluss auf den Insulinspiegel haben kann.

10 Minuten später wurde ein oraler Glukosetoleranztest (OGTT) durchgeführt: Die Probanden tranken eine Zuckerlösung mit 75 g Glukose. Vor und nach dem Trinken der Zuckerlösung wurden der Blutzucker- und Insulinspiegel gemessen.

**Das Ergebnis**:

Bei der Gruppe, die die Sucralose Lösung getrunken hatte, stieg der Blutzucker deutlich stärker an als in den beiden Kontrollgruppen. Dies war sowohl bei normalgewichtigen als auch bei den übergewichtigen Probanden der Fall.

Bei den übergewichtigen Probanden (aber nicht bei den normalgewichtigen) stieg zudem der Insulinspiegel stärker an als in den Kontrollgruppen.

Sucralose scheint also den Zuckerstoffwechsel negativ zu beeinflussen. Bei Übergewichtigen sind die Auswirkungen sogar noch dramatischer als bei Normalgewichtigen. Dies ist vermutlich auf eine stärker ausgeprägte Insulinresistenz zurückzuführen (was in der Studie aber nicht bestimmt wurde).

Du denkst jetzt vielleicht, dass diese Auswirkungen auf den Zuckerstoffwechsel nicht so schlimm sind, wie eine geballte Ladung

Zucker zu trinken. Aber Vorsicht! Eine andere Studie hat auch das näher untersucht.[59]

Die Probanden haben entweder

- Ein mit Sucralose gesüßtes Getränk getrunken (0 kcal)
- Ein zuckerhaltiges Getränk getrunken (120 kcal)
- Oder ein mit Sucralose gesüßtes Getränk, was zusätzlich Maltodextrin enthielt (120 kcal)

Maltodextrin ist ein Kohlenhydratgemisch, das nicht süß schmeckt (und auch ansonsten keinen Geschmack hat). Die Menge an Sucralose war so gewählt, dass alle drei Getränke gleich süß schmeckten. Die drei Getränke unterschieden sich also nicht im Geschmack.

**Das Ergebnis**:

Das Getränk mit Sucralose + Maltodextrin hatte einen deutlich stärkeren Effekt auf den Insulinspiegel als die anderen beiden Getränke (beim Blutzucker gab es keinen signifikanten Unterschied). Und auch der HOMA-Index war nach einmaligem Trinken des Gemischs am nächsten Morgen deutlich höher. Der Effekt war so stark, dass die Studie aus ethischen Gründen vorzeitig abgebrochen wurde. Eigentlich sollten die Probanden über einen Zeitraum von zwei Wochen sieben Mal die Getränke trinken.

**Fazit der beiden Studien**: Sucralose allein ist vermutlich harmlos. In Kombination mit einfachen Kohlenhydraten, die den Blutzucker stark ansteigen lassen, zeigt sich jedoch, dass Sucralose die Glukosetoleranz verringert. Im wahren Leben werden mit Süßungsmitteln gesüßte Getränke aber leider oft zusammen mit einfachen Kohlenhydraten konsumiert.

Inwiefern auch andere Süßungsmittel diesen Effekt auf die Glukosetoleranz haben, ist nicht im Detail untersucht. Typische Low Carb Süßungsmittel wie Erythrit und Stevia scheinen in der Hinsicht etwas weniger problematisch zu sein. Aber ich wäre da trotzdem eher vorsichtig.

Außerdem können sich viele Süßungsmittel auch negativ auf die Darmflora auswirken. Eine gesunde Darmflora ist für die Gesundheit sehr wichtig und kann sich auch positiv auf Insulinresistenz auswirken.

Ich habe früher häufig Süßungsmittel wie Erythrit und Stevia verwendet, aber ich nehme mittlerweile Abstand davon. Ich verwende wieder normalen Zucker für süßes Gebäck und Desserts, aber ich nehme immer nur einen Bruchteil von dem, was im Originalrezept angegeben ist. Meine Geschmacksknospen haben sich daran gewöhnt und normale Süßigkeiten sind mir meist viel zu süß. Ich denke, es ist sehr wichtig, sich an weniger Süße zu gewöhnen, wenn man Zucker in der Ernährung reduzieren möchte. Meist geht das auch ziemlich schnell, wenn man übersüßte Produkte meidet und stattdessen auf hochwertige Lebensmittel mit intensiven natürlichen Aromen setzt.

Bei Schokolade ist das besonders einfach, weil es sie mit so vielen verschiedenen Kakaoanteilen gibt. Du kannst beispielsweise von Milchschokolade auf Schokolade mit erst 40 % Kakaoanteil, dann 50 %, dann 60 %, usw. umsteigen. Probiere auch ruhig verschiedene Marken aus und versuche, Unterschiede herauszuschmecken. Bald wirst du sicherlich die verschiedenen Aromen des Kakaos zu schätzen lernen, die bei Milchschokolade durch den ganzen Zucker überdeckt werden.

Die meisten andere Süßigkeiten gibt es natürlich nicht mit unterschiedlichen Zuckeranteilen, aber wenn du süße Speisen selbst zubereitest, kannst du den Zuckergehalt mit der Zeit immer weiter reduzieren.

Zur Klarstellung: Ich möchte Süßungsmittel nicht generell verteufeln. Vielen Menschen können sie sicherlich helfen, vom übermäßigen Zuckerkonsum wegzukommen. Aber es ist etwas Vorsicht geboten. Denn die Auswirkungen auf den Körper sind nicht im Detail verstanden. Ich möchte hier nur ein Bewusstsein dafür schaffen und dich ermutigen, darauf zu achten, ob sie dir guttun. Ob du dann Süßungsmittel nutzt, ist dir überlassen.

## Verschiedene Low Carb Varianten

Low Carb ist nicht gleich Low Carb. Es gibt viele verschiedene Low Carb Varianten. Sie alle haben gemeinsam, dass sie den Anteil an Kohlenhydraten in der Ernährung reduzieren. Sie unterscheiden sich darin, wie stark sie reduziert werden.

### *Nicht mehr als 100 g Kohlenhydrate pro Tag*

100 g Kohlenhydrate pro Tag wird oft als die magische Grenze angesehen. Auch in vielen Studien gelten Ernährungsweisen mit weniger als 100 g Kohlenhydraten pro Tag als Low Carb.

Nach dieser Logik kannst du im Prinzip alles essen, solange die Gesamtmenge der Kohlenhydrate unter 100 g bleibt. Das heißt auch Süßigkeiten, Brot und Nudeln – allerdings in sehr geringen Mengen.

Diese Ernährungsweise mag für den ein oder anderen funktionieren, allerdings denke ich, dass es kein sinnvoller Ansatz ist. Eine Ernährungsumstellung sollte eher auf qualitativ hochwertigere Lebensmittel setzen. Außerdem erfordert diese Essensweise enorm viel Disziplin: Kannst du dir vorstellen, nur 3 Chips, 3 Gummibärchen oder 1 Esslöffel Reis zu essen?

Außerdem sind 100 g Kohlenhydrate pro Tag sehr willkürlich gewählt und können auf das Individuum gesehen sehr unterschiedliche Auswirkungen haben. Für eine kleine, zierliche Frau, die sich körperlich kaum betätigt, sind 100 g Kohlenhydrate sehr viel und machen einen großen Teil der Kalorienbedarfs aus.

Für jemanden, der extrem viel Sport macht und einen hohen Grundumsatz hat, sind 100 g Kohlenhydrate sehr wenig. Im Extremfall ist es sogar möglich, mit 100 g Kohlenhydraten in Ketose zu sein.

## Nicht mehr als 10 g Kohlenhydrate pro 100 g

Ein anderer Ansatz legt Wert auf den Kohlenhydratanteil einzelner Lebensmittel. Alles, was weniger als 10 g Kohlenhydrate pro 100 g hat, ist erlaubt. Gemeint sind die einzelnen Zutaten, nicht der Anteil des fertigen Gerichts. Das bedeutet, dass Zutaten wie Zucker und Mehl absolut tabu sind. Selbst in winzigen Mengen.

Ich finde diesen Ansatz weitaus sinnvoller als den ersten. Denn dadurch erhöht man automatisch die Qualität der Lebensmittel. Sämtliche Gemüsesorten haben weniger als 10 g Kohlenhydrate pro 100 g. Fleisch, Fisch, Eier und Milchprodukte sind unbegrenzt erlaubt. Bei Obst gibt es einige Sorten, die darunter liegen, andere liegen darüber. Hier muss man also etwas aufpassen. Viele Nüsse wie Haselnüsse, Pistazien und Walnüsse sind an der Kohlenhydrat-Grenze. Erdnüsse und Cashews liegen deutlich über der Grenze.

Vorteil dieses Ansatzes ist, dass man hochwertige Lebensmittel zu schätzen lernt und sich Junkfood und Zucker abgewöhnt. Denn Nahrungsmittel, die zu einem Großteil aus Kohlenhydraten bestehen, sind meist auch keine gute Nährstoffquelle. Sie enthalten kaum essenzielle Nährstoffe wie Vitamine, Mineralien und Eiweiß. Es gibt zwar auch Ausnahmen wie Hülsenfrüchte und Kartoffeln, aber tendenziell steigt die Nährstoffdichte, wenn man die Kohlenhydrate in der Ernährung reduziert.

## Ketogene Ernährung

Die ketogene Ernährung ist eine sehr strenge Form der Low Carb Ernährung. Es gibt verschiedene Ansätze, sie umzusetzen, aber sie ist sehr klar definiert: Eine Ernährungsweise, bei der man in die Ketose kommt, ist ketogen.

Kleine Erinnerung: In der Abwesenheit von Kohlenhydraten braucht der Körper eine zusätzliche Energiequelle. Dies ist besonders für das Gehirn wichtig, dass Fett nicht als Energiequelle nutzen kann. Wenn der Körper in Ketose ist, stellt die Leber aus Fett Ketonkörper her. Ketonkörper sind eine hervorragende Energiequelle, die auch das Gehirn nutzen kann.

Ähnlich wie bei anderen Formen der Low Carb Ernährung kann man bei der ketogenen Ernährung entweder akribisch Kohlenhydrate zählen oder auf Lebensmittel setzen, die einen sehr niedrigen Kohlenhydratanteil haben.

Auch hier halte ich es für sinnvoller, die Ernährung umzustellen und mehr auf die Lebensmittelauswahl als auf die Gesamtmenge der Kohlenhydrate zu achten. Manch einer isst stattdessen lieber 1 Gummibärchen, jedem das Seine 😉

Bei der ketogenen Ernährung muss man auch beim Gemüse etwas mehr aufpassen. Grünes Blattgemüse und Kohl wie Spinat, Salat, Brokkoli, Blumenkohl und Grünkohl können unbegrenzt gegessen werden. Andere Gemüsesorten wie Möhren, rote Paprika, Tomaten und rote Beete haben vergleichsweise viele Kohlenhydrate. In adäquaten Mengen stören sie die Ketose nicht, allerdings kann man nicht Unmengen davon essen.

Auch bei Milchprodukten muss man etwas aufpassen. Joghurt, Quark und Käse sind in normalen Mengen in Ordnung. Etwas Milch im Kaffee ist auch kein Problem. Ein Starbucks Caffè Latte mit einem halben Liter Milch wird jedoch die meisten Menschen aus der Ketose kicken.

Wie viele Kohlenhydrate man tolerieren kann, um in Ketose zu bleiben, ist sehr individuell. Es hängt zum Beispiel vom Grundumsatz, der körperlichen Aktivität und der Insulinsensitivität ab (Insulinresistenz erschwert die Ketose).

Als Faustregel wir die Grenze bei 5 % der Gesamtkalorienzufuhr gelegt. Das bedeutet, dass maximal 5 % der Gesamtkalorien am Tag aus

Kohlenhydraten stammen sollten. Bei einer Kalorienzufuhr von 2.000 kcal wären das also maximal 100 kcal oder 25 g Kohlenhydrate.

Hier findest du eine Low Carb Lebensmittelliste, die dir die Umsetzung erleichtert:

## Niedriger glykämischer Index als Low Carb Alternative?

Der glykämische Index (GI) dient dazu zu beurteilen, wie stark Lebensmittel den Blutzuckerspiegel ansteigen lassen. Diabetikern wird oft empfohlen, auf Nahrungsmittel mit niedrigem GI zu achten. Daher kommt der Rat, eher auf Vollkornprodukte zu setzen.

Beim GI dient Traubenzucker als Referenzwert; er wird auf 100 gesetzt. Der GI wird bestimmt, indem Testpersonen eine Portion eines Lebensmittels essen, die 50 g Kohlenhydrate enthält. Dann wird der Blutzuckeranstieg mit dem Anstieg durch Traubenzucker verglichen.

Ein GI von über 70 gilt als hoch, von 56 – 69 als mittel und von unter 55 als niedrig.

Wie sinnvoll ist bei Insulinresistenz das Essen von Lebensmitteln mit niedrigem GI?

Der GI hat leider eine große Schwäche. Er berücksichtigt zwar, wie leicht Kohlenhydrate eines Lebensmittels ins Blut gelangen, aber nicht die Menge an Kohlenhydraten.

Dies lässt sich gut an folgendem Beispiel verdeutlichen:

Wassermelone und Waffeln haben beide einen GI von 75.[60, 61]

Wassermelone enthält jedoch nur ca. 7,5 g Kohlenhydrate pro 100 g.[62] Um auf 50 g Kohlenhydrate zu kommen, müsste man also über 600 g Wassermelone essen. 600 g Wassermelone hätte also einen ziemlich starken Einfluss auf den Blutzuckerspiegel. Wenn man Wassermelone in üblichen Mengen isst, wird der Blutzuckeranstieg aber deutlich geringer ausfallen. Das bedeutet also, dass man sich bei Wassermelone keine Gedanken um den Blutzuckerspiegel (und den Insulinspiegel) machen muss.

Waffeln enthalten hingegen 72,4 g Kohlenhydrate pro 100 g.[63] Davon musst du also nur knapp 70 g essen, um auf 50 g Kohlenhydrate zu kommen. Das entspricht ca. einer Waffel. Eine oder mehrere Waffeln kann man problemlos auf einmal essen, wodurch der Blutzucker sehr stark ansteigt.

Aus diesem Grund wird der glykämische Index oft kritisiert. Zurecht. Der glykämische Index macht nur Sinn, wenn man ihn zusammen mit der glykämischen Last betrachtet. Also wenn man berücksichtigt, wie viele Kohlenhydrate eine realistische Portionsgröße enthält.

Eine glykämische Last von über 20 gilt als hoch, von 11 – 19 als mittel und von unter 11 als niedrig.[64]

Wassermelone hat eine glykämische Last von 5,6, Waffeln von 54,3.

Wenn man auf Lebensmittel mit niedrigem glykämischen Index und niedriger glykämischer Last setzt, reduziert man automatisch die Kohlenhydrate. Wo wir also wieder bei Low Carb wären. Bei Low Carb sind jedoch auch Lebensmittel mit höherem glykämischen Index in Ordnung, solange sie wenig Kohlenhydrate enthalten. Also z. B. Wassermelone.

Sowohl Low Carb als auch der Fokus auf einen niedrigen glykämische Index in Kombination mit einer niedrigen glykämische Last ist sinnvoll, um den Blutzucker niedrig zu halten und Insulinresistenz entgegenzuwirken. Ob du lieber Kohlenhydrate zählst oder lieber auf den GI und die GL achtest, ist dir überlassen.

# Blutzucker- und Insulinspiegel trotz Kohlenhydraten niedrig halten

Du hast in den letzten beiden Kapiteln gelernt, dass Intervallfasten und Low Carb zwei wirkungsvolle Methoden sind, Insulinresistenz entgegenzuwirken. Gerade in Kombination sind sie ein unschlagbares Team.

Um noch mal auf den Vergleich mit dem Nachbarn zurückzukommen: Intervallfasten sorgt dafür, dass der Nachbar nur wenige Male täglich an die Tür klopft. Low Carb sorgt dafür, dass er nicht lange bleibt.

Menschen mit Insulinresistenz profitieren davon, längere Essenspausen zu haben und die Kohlenhydrate zu reduzieren.

Das Problem ist, dass diese beiden Empfehlungen recht vage sind. Du weißt dadurch nicht, welcher Essensrhythmus für dich der Richtige ist und welche Lebensmittel deinen Blutzucker- und Insulinspiegel wie beeinflussen. Denn das ist sehr individuell. Aus diesem Grund bin ich kein großer Fan pauschaler Ernährungsempfehlungen. Jeder muss selbst herausfinden, was für ihn am besten funktioniert.

Außerdem ist Low Carb nicht für jeden was. Es gibt aber auch noch andere Möglichkeiten, den Blutzucker- und Insulinspiegel bei den Mahlzeiten relativ stabil zu halten.

Dies ist das Ziel dieses Kapitels. Es soll dir helfen, die für dich richtige Ernährungsweise zu finden, mit der du deine Insulinresistenz rückgängig machen kannst.

Dieses Kapitel dreht sich rund um Blutzucker. Bzw. darum, wie du anhand deines Blutzuckers die für dich richtige Ernährungsform finden kannst.

Wie du mittlerweile weißt, hängen der Blutzucker und Insulin eng zusammen. Denn Insulin senkt den Blutzucker. Andererseits lässt der Blutzuckerspiegel nicht unbedingt auf den Insulinspiegel schließen: Der Blutzuckerspiegel kann selbst bei fortgeschrittener Insulinresistenz völlig unauffällig sein. Nur braucht ein insulinresistenter Mensch viel mehr Insulin, um den Blutzucker zu kontrollieren, als jemand mit einem gesunden Stoffwechsel.

Trotzdem spielt der Blutzuckerspiegel bei der Entstehung von Insulinresistenz eine wichtige Rolle:

1) Wenn der Blutzucker viele Male täglich ansteigt, ohne längere Phasen im Normalbereich, fördert dies Insulinresistenz. Insulin klopft einfach zu häufig an die Tür der Zellen, die irgendwann „genervt" sind und nicht mehr aufmachen wollen.

2) Auch Blutzuckerspitzen fördern Insulinresistenz. Bei einer Blutzuckerspitze schießt der Blutzucker innerhalb sehr kurzer Zeit in die Höhe. Dadurch ist sehr viel Insulin notwendig, um den Blutzucker schnellstmöglich wieder runterzubringen und der Insulinspiegel ist für lange Zeit erhöht. Der Nachbar bleibt also ewig.

Daher kann dir eine gute Blutzuckerkontrolle ungemein helfen, deine Insulinresistenz zu verbessern. Am einfachsten ist dies mithilfe eines kontinuierlichen Glukosemonitors (CGM) umsetzbar. Dies ist ein kleiner Sensor, den man am Oberarm anbringt und der in kurzen Abständen (alle paar Minuten) den Gewebezucker misst. Und das rund um die Uhr. CGMs wurden eigentlich für Diabetiker entwickelt. Aber auch für Menschen mit Insulinresistenz, oder sogar gesunde Menschen, sind CGMs unglaublich wertvoll.

Ein Punkt ist hier nur sehr wichtig zu verstehen: Ein CGM dient nicht dazu, Insulinresistenz zu diagnostizieren. Denn noch einmal: Der

Blutzucker ist bei Insulinresistenz oft unauffällig. Erst wenn es Richtung Prädiabetes oder Diabetes geht, gerät er außer Kontrolle und ist zu hoch. Er dient vielmehr dazu, Blutzuckerspitzen zu vermeiden und den Blutzucker für den Großteil des Tages niedrig zu halten. Dadurch sinkt der Bedarf an Insulin, weniger Insulin wird ausgeschüttet und der Insulinspiegel sinkt innerhalb kurzer Zeit. Und falls du keine Insulinresistenz hast, hilft dir ein CGM das Risiko für Insulinresistenz zu senken.

Das meiste kannst du also aus diesem Kapitel herausholen, wenn du deinen Blutzucker für eine Weile mit einem CGM trackst. Falls du unter fortgeschrittener Insulinresistenz leidest und du sie ernsthaft rückgängig machen möchtest, ist dies auf jeden Fall zu empfehlen.

Aber auch ohne CGM kannst du in diesem Kapitel sehr viel lernen. Wir gehen auf allgemeine Prinzipien ein und du kannst von den Erfahrungen profitieren, die andere Leute mit einem CGM gemacht haben. Diese Informationen können dir auch helfen, den Blutzucker- und Insulinspiegel trotz eines höheren Anteils an Kohlenhydraten besser zu kontrollieren. Dies ist vor allem dann wertvoll, wenn du dich nicht Low Carb ernähren möchtest.

## 1. Mithilfe von Fett den Blutzucker- und Insulinspiegel besser kontrollieren.

Menschen mit Insulinresistenz versuchen oft, Fett zu meiden. Denn Insulinresistenz geht meist mit Gewichtsproblemen einher und Fett hat pro g deutlich mehr Kalorien als Eiweiß und Kohlenhydrate.

Im Kapitel zu Low Carb sind wir schon darauf eingegangen, warum es bei Insulinresistenz besser ist, Kohlenhydrate als Fett zu reduzieren. Denn Kohlenhydrate haben den stärksten Einfluss auf den Blutzucker- und Insulinspiegel.

Aber Fett kann noch mehr: Fett lässt den Blutzucker nicht nur nicht ansteigen, es kann auch helfen, den Blutzuckeranstieg durch Kohlenhydrate zu verringern.[65] Denn Fett verlangsamt die Magenentleerung.[66, 67] Wenn du einer Mahlzeit Fett hinzufügst, wird sie nicht so schnell verdaut. Dadurch gelangt auch der Zucker aus den Kohlenhydraten langsamer ins Blut. Der Blutzucker steigt also nicht so steil an und es ist folglich weniger Insulin notwendig, um den Blutzucker zu kontrollieren.

Außerdem bleibst du dadurch länger satt und es fällt dir leichter, längere Essenspausen einzuhalten.

## 2. Eiweiß hilft, den Blutzucker zu stabilisieren

Eiweiß hat zwar einen geringen Einfluss auf den Blutzucker- und Insulinspiegel, aber gleichzeitig kann Eiweiß, ähnlich wie Fett, dem Blutzuckeranstieg durch Kohlenhydrate entgegenwirken. Als Teil einer kohlenhydrathaltigen Mahlzeit hat Eiweiß also einen positiven Effekt auf den Blutzucker.

**Eiweiß bei Insulinresistenz**

Eiweiß in der Ernährung ist ein kontrovers diskutiertes Thema, insbesondere bei Diabetes Typ 2 und Insulinresistenz. Einerseits ist Eiweiß ein essenzieller Nährstoff, der nicht zu kurz kommen sollte, aber in der Realität sehr oft zu kurz kommt. Eiweiß hat sehr viele wichtige Funktionen im Körper und ist auch für den Muskelerhalt und – aufbau wichtig. Gerade im fortgeschrittenen Alter ist eine gute Versorgung mit Eiweiß außerordentlich wichtig. Denn je älter wir werden, desto leichter verlieren wir wertvolle Muskelmasse. Gerade bei Insulinresistenz ist ein hoher Muskelanteil wichtig, da Muskeln eine wichtige Rolle in der Blutzuckerregulation spielen. Und aktive Muskeln nehmen Zucker aus dem Blut sogar ohne Insulin auf.

Andererseits gilt zu viel Eiweiß als gefährlich. Eine eiweißlastige Ernährung soll das Diabetesrisiko erhöhen und den Nieren schaden. Was ist da dran?

Zunächst einmal hat Eiweiß einen Einfluss auf den Blutzucker- und vor allem den Insulinspiegel. Eiweiß kann den Insulinspiegel stark ansteigen lassen. Dadurch verbessert sich allerdings die Blutzuckerregulation, da das Insulin dafür sorgt, dass der Blutzuckerspiegel schneller wieder sinkt. Kurzfristig wirkt sich eine Ernährung mit hohem Eiweißanteil günstig auf Insulinresistenz aus. Langfristig steht sie jedoch im Verdacht, das Diabetesrisiko zu erhöhen.[68]

Wenn es um die Eiweißmenge geht, ist es wichtig, zu differenzieren. Was bedeutet viel Eiweiß?

Bei einer „high protein diet", also bei einer Ernährung mit hohem Eiweißanteil, stammen mindestens 35 % der zugeführten Kalorien aus Eiweiß. Das ist sehr viel. Bei einer täglichen Kalorienzufuhr von 2.000 kcal sind das 175 g Eiweiß. Die Mindestmenge an Eiweiß, die wir brauchen, liegt laut der Deutschen Gesellschaft für Ernährung (DGE) bei 0,8 g pro kg Körpergewicht.[69] Wenn du 80 kg wiegst, wären das also 64 g Eiweiß. Dies ist das absolute Minimum und sehr viele Leute nehmen deutlich weniger Eiweiß zu sich. Viele Experten raten eher dazu, 1,5 g Eiweiß pro kg Körpergewicht zuzuführen. Das wären bei 80 kg Körpergewicht also 120 g Eiweiß. Dies ist immer noch weit von der Menge entfernt, bei der es langfristig potenziell gefährlich werden könnte. Ich rate dir, zumindest für ein paar Tage deine Eiweißzufuhr zu tracken, damit du eine ungefähre Vorstellung davon hast, wie viel Eiweiß du täglich zu dir nimmst. Es gibt zahlreiche kostenlose Apps, die dir das Tracken erleichtern, wie z. B. Yazio. Je schlanker du bist, desto wichtiger ist es ausreichend Eiweiß zu dir zu nehmen (am besten ca. 1,5 kg Eiweiß pro Körpergewicht). Wenn du übergewichtig bist, hast du automatisch mehr Muskelmasse und selbst wenn du beim Abnehmen davon etwas verlierst, ist es nicht ganz so tragisch. Sobald du dich dem Idealgewicht näherst (BMI 25), solltest du jedoch auf jeden Fall auf eine ausreichende Eiweißzufuhr von 1,5 g pro kg Körpergewicht achten.

## *Fett und Eiweiß in Kombination*

Viele Lebensmittel enthalten sowohl Fett als auch Eiweiß. Hier lassen sich also zwei Fliegen mit einer Klappe schlagen. Beispiele für solche Lebensmittel sind:

- Nüsse
- Eier
- Vollfettmilchprodukte wie Quark, Joghurt und Käse
- Fleisch
- Fisch

Aber natürlich kannst du auch Lebensmittel verwenden, die hauptsächlich das eine oder das andere enthalten. Avocados und Kokosmilch sind beispielsweise gute Quellen für Fett und enthalten kaum Eiweiß. Hühnerbrust ohne Haut ist hingegen eine fettarme Eiweißquelle.

Du kannst das Fett bzw. Eiweiß entweder vor der kohlenhydrathaltigen Mahlzeit essen oder mit der Mahlzeit kombinieren. Bei Nüssen kann es sich z. B. anbieten, sie vorher zu essen. Falls es geschmacklich gut passt, kannst du sie natürlich auch unters Essen mischen.

Wenn Fleisch, Fisch oder Eier Teil der kohlenhydrathaltigen Hauptmahlzeit sind, solltest du diese Eiweißlieferanten entweder zeitgleich mit den Kohlenhydraten essen (wenn es z. B. vermengt ist) oder zumindest ein paar Bissen davon vorher.

### Interview mit Dr. med. Torsten Albers: Wichtige Blutwerte und die Bedeutung von Eiweiß.

Teresa Arrieta von der Medumio Gesundheitsakademie hat für den Insulinresistenz Kongress den Arzt für Sport- und Erfahrungsmedizin Dr. med. Torsten Albers interviewt. Hier ein Ausschnitt des Interviews:

**Teresa Arrieta:** Welche Blutwerte nehmen Sie denn da ab? Wie macht man das genau?

**Dr. med. Torsten Albers:** Also, ich selber mache das ja gar nicht. Ich habe so 30 Labore in der Schweiz, die mein Konzept machen, und das ist immer Nüchternzucker, Nüchterninsulin, dann Kohlenhydratgetränke, also 75 Gramm Traubenzucker. Und dann wird nach 30 Minuten noch mal der Blutzucker gemessen. Wie stark steigt er an? Und noch mal der Insulinspiegel gemessen. Und außenrum teste ich dann Harnstoff, Harnsäure, Triglyceride, Schilddrüsenfunktion, Entzündungsparameter, Leberwerte.

Weil es natürlich auch möglich ist, wenn jemand Insulinresistenz hat, dass es schon eine Fettleber ist. Jemand kann erhöhte Harnsäure Werte haben. Es geht dann Richtung Gicht, kann auch mit der Insulinresistenz zusammenhängen. Viele sagen dann: Ja, das liegt bestimmt an meiner Schilddrüse. Dann sage ich: Ne, Ihre Schilddrüse arbeitet völlig normal. Schauen Sie, die Werte sind gut. Wir müssen über die Insulinresistenz bei Ihnen arbeiten.

Und was ganz viele Ärzte oder eigentlich alle Ärzte, die ich kenne, noch nicht wissen, ist dieser Wert Harnstoff. Der ist für mich immer sehr spannend, weil wenn der Harnstoff im Blut sehr tief ist, dann heißt es, dass die Person sehr wenig Eiweiß isst. Ich mache es jetzt mal an einem anderen Beispiel. So die typischen Fitnesssportler, die viel zu viel Eiweiß zu sich nehmen, die haben oft erhöhte Harnstoffwerte, weil der Körper anfängt, das viele Eiweiß als Energiequelle zu nutzen.

Wenn ich den ganzen Tag fünf Eiweißdrinks nehme, dann wird es ja nicht alles in Muskulatur umgebaut. Dann wird der Körper das Zuviel an Eiweiß als Energiebereitstellung nutzen und dann entsteht als Abfallprodukt Harnstoff. Umgekehrt natürlich, wenn jemand sehr wenig Eiweiß isst, dann sind die Harnstoffwerte eher im unteren

Bereich. Das habe ich oft bei Frauen, die vegetarisch, vegan leben, sehr wenig essen, wo ich dann sage, naja, Sie essen so wenig Eiweiß. Wenn Sie damit jetzt noch abnehmen, verlieren Sie auch Muskulatur, weil mit wenig Eiweiß verliere ich bei der Gewichtsreduktion anteilsmäßig auch mehr Muskulatur. Und Eiweiß hält Sie lange satt. Wenn Sie so wenig Eiweiß essen wie bisher, dann haben Sie ja ständig Hunger. Das macht ja auch keinen Spaß. Das heißt, mit dem Harnstoffwert sehe ich dann auch, wo stehen die ungefähr bei der Eiweißzufuhr und wie muss ich denen das Eiweiß erhöhen?

Und das ist halt auch noch so eine spannende Sache, weil die Leute halt meistens nicht wissen, dass sie, wenn sie nicht genug Eiweiß essen, können sie sich im Fitnessstudio tot trainieren. Die sind dann seit fünf Jahren im Gym, haben immer noch nicht gute Muskulatur und sagen mir dann auch: Ja, ich mach keine Fortschritte und das Training bringt nichts.

Und dann sage ich: Ja, Sie essen ja scheinbar auch viel zu wenig Eiweiß. Wie wollen Sie denn ohne Baustoffe irgendwas an Ihrem Körper verändern? Und dann rechne ich denen mal vor, wie viel Eiweiß schon notwendig wäre für Anpassungsprozesse. Und dann sind Sie völlig schockiert.

**Teresa Arrieta:** Haben Sie da einen Standardwert? Weil ich habe, ich habe jetzt versucht, ich bin dazu übergegangen, mir selber zu verordnen, zwei Gramm Eiweiß pro Kilogramm Körpergewicht, weil ich ja auch eben in meinem Fall habe ich auch noch Hashimoto. Und ich weiß, dass man ja in der zweiten Lebenshälfte doch das Eiweiß schlechter verwertet. Und aus all diesen Gründen, weil der Standard ist ja viel geringer, nicht? Aber ich glaube, man sollte eher hochgehen mit dem Eiweiß, oder was sind da Ihre Standards?

**Dr. med. Torsten Albers:** Also das Eiweiß stelle ich immer sehr zentral in den Mittelpunkt. Bei allem, was ich an Essensempfehlungen gebe, fange ich eigentlich fast immer mit dem Eiweiß als grundlegenden Nährstoff an. Muss vielleicht noch dazu sagen, das wird auch der Herr Worm bestätigen können. Diese von der Deutschen Gesellschaft für Ernährung, die sagen ja immer, dass der Durchschnittsdeutsche viel zu viel Eiweiß essen würde. Ich glaube, 1,3 Gramm pro Kilogramm Körpergewicht. Ich kenne solche Menschen nicht. Und ich habe Tausende von Patienten gehabt. Und außer den Fitnesssportlern habe ich noch nie eine normale Person gehabt, die so viel Eiweiß isst.

Nämlich wenn ich eine Person auf 1,3 Gramm Eiweiß pro Kilogramm Körpergewicht bekomme, sieben Tage die Woche mit dem Essen, da bin ich schon richtig froh.

**Teresa Arrieta:** Die, die viel Fleisch essen, die die viel, viel, ich weiß nicht… Schweinsbraten und Grill….

**Dr. med. Torsten Albers:** Das essen die ja auch nur einmal am Tag. Ich muss ja letztlich, wenn ich so viel Eiweiß kriegen will, muss ich das Eiweiß auch verteilen. Und bei mir ist die Standardzufuhr, wenn die Leute zu mir kommen, zwischen 20 und 60 Gramm Eiweiß. Vielleicht kommen auch die Menschen mit so wenig Eiweiß zu mir, weil die Gewichtsprobleme haben. Das weiß ich ja nicht. Aber ich sehe immer nur Essprotokolle, die mir vorgelegt werden, wo ich sage: Das ist ja am untersten Existenzminimum, da fallen Ihnen ja schon bald die Haare aus und brechen die Fingernägel ab. Wenn ich da eine Frau mit 75 Kilo auf 90 Gramm Eiweiß, etwa 1,2 Gramm pro Kilo, dann rechne ich der vor, dann müssen Sie früh, müssen Sie schon mit Putenaufschnitt auf dem Brot arbeiten. Mittags müssen Sie 150 Gramm Fisch essen, abends müssen Sie noch mal 150 Gramm Geflügel essen. Also, das schaffe ich alles gar nicht, dann esse ich ja nur noch Eiweiß. Also zwei Gramm Eiweiß pro Kilo kriege ich bei keiner Frau hin, außer es ist eine wirklich super Sportlerin, die mit Eiweißshakes und so arbeitet. Mein Richtwert ist immer, wenn ich abnehmen möchte, 1,5 Gramm Eiweiß pro Kilogramm Körpergewicht und das verteilt auf drei Mal am Tag.

Und das ist für die meisten schon eine richtige Hausnummer. Weil, ich rede halt davon auch am Wochenende 1,5 Gramm Eiweiß. Wenn jemand 75 Kilo wiegt, sind es deutlich über 100 Gramm. Wenn ich das auf drei Mal aufteile, dann muss ich 250 Gramm Magerquark zum Frühstück essen und da muss ich 150 Gramm Fleisch oder Geflügel oder Fisch zu jeder der Hauptmahlzeiten auch noch haben.

Das ist dann schon für die meisten richtig spannend und das ist schwierig zu schaffen. Aber das Eiweiß drückt denen dann auch so den Hunger weg, dass die dann auch viel besser abnehmen, weil sie nicht mehr so viel Hunger haben. Also völlig unabhängig von der Insulinresistenz. Das Thema Eiweiß ist wirklich zentral. Und dann sage ich denen auch immer, spätestens ab 50, 60 steigt der Eiweißbedarf immer weiter an, ja, die Muskulatur nimmt es nicht mehr so gut auf.

**Teresa Arrieta:** Vielleicht können wir kurz mal sagen, was alles Eiweiß beinhaltet. Also natürlich Fleisch und Fisch, das ist eh klar. Was sind jetzt noch sehr Eiweiß haltige Lebensmittel, die Sie da anraten. Weil, vielleicht weiß das gar nicht jeder.

**Dr. med. Torsten Albers:** Also Fisch und Meeresfrüchte natürlich. Dann noch bei den Eiern sage ich immer ein Ei hat so 6 bis 7 Gramm Eiweiß. Überschätzen Sie das mal nicht. Das kann man so als Add on nehmen. Dann halt verschiedene Milchprodukte, Käsesorten. Es gibt ja auch in Deutschland diese High Protein Produkte, oftmals ein so normaler Joghurt mit dreieinhalb Gramm Eiweiß pro 100 Gramm, der bringt mich ja nicht wirklich vom Fleck, wenn ich auf 100 Gramm Eiweiß kommen will. So viel Joghurt kann ich gar nicht essen. Das heißt, da empfehle ich dann eher Hüttenkäse, Magerquark, High Protein Joghurt. Und dann gehe ich natürlich viel auf die pflanzlichen Eiweiße ein. Also es geht auch mit Tofu, Edamame, Bohnen, Seitan, Tempeh. Also gerade Frauen wollen dann immer noch mal eine Alternative haben zu den tierischen Eiweißen und dann bringe ich auch die pflanzlichen Eiweiße an, wobei ich dann immer dazu sage…diese ganzen Fleischersatzprodukte sind halt…eigentlich müsste man die oftmals unter Highly Processed Food schon einordnen, weil hier sehr stark verarbeitete Produkte sind. Aber wenn ich eine Veganerin habe, dann kann ich da natürlich nicht sagen, sie sollte jetzt mal wieder auf Fleisch umsteigen. Da versuche ich dann halt einfach mit den veganen Alternativen zu arbeiten und das ist halt dann täglich meine Kompromissarbeit, die ich machen muss.

Ich habe sehr selten Leute, wo ich wirklich 100 % Freiheit habe und sagen kann, wir machen es jetzt genau so, wie ich es für Sie am besten halte und ich schreibe Ihnen das genau auf. Und genauso machen Sie es. Ich muss den ganzen Tag mit Kompromissen arbeiten. Ich mag das nicht, ich habe da Geschäftsessen, ich bin vegetarisch. Also, ich muss immer wieder sagen okay, von meinem perfekten Plan, den ich im Kopf hätte, muss ich einfach Abstriche machen. Und ich sage dann immer, wenn Sie genau das machen, wie wir es besprechen, dann haben Sie 100 % Erfolgsgarantie, dass Sie Fett verlieren werden, sich besser fühlen werden, vielleicht sogar eine Muskelstraffung Eintritt. Nicht 99, 100 Prozent. Und nur die Leute, die halt einfach im Alltag dann scheitern, Geschäftsessen, Familien, Einladungen, die halt gerne zwischendurch was gegessen haben, die das schon so anerzogen bekommen haben. Emotionales Essen…das sind so die Störfaktoren, die die Erfolgsquote quasi verringern.

**Teresa Arrieta:** Also Sie haben jetzt auch eben Hülsenfrüchte genannt.

**Dr. med. Torsten Albers:** Linsen gehen natürlich super als Kohlenhydratquelle. Fürs Eiweiß sage ich dann immer: Schauen Sie, Linsen haben 25 Gramm Eiweiß pro 100 Gramm und 50 bis 55 Gramm Kohlenhydrate. Ist es das jetzt für Sie ein Kohlenhydratlebensmittel oder ein Eiweißlebensmittel? Für mich ist es ein Kohlenhydratlebensmittel, weil es mehr als doppelt so viele Kohlenhydrate hat. Ich kann ja nicht 400 Gramm Linsen essen, wenn ich 100 Gramm Eiweiß brauche. Das kann ich mir abtippen.

**Teresa Arrieta:** Dann muss man einfach schauen, ein bisschen selber suchen. Es gibt ja auch pflanzliches Eiweiß im Sinne von…ich glaube, im Kohl, im Kohl ist auch relativ viel…habe ich da, habe ich das richtig im Kopf, oder eben auch Kichererbsen?

**Dr. med. Torsten Albers:** Kichererbsen ist ein super Beispiel, hat sieben Gramm Eiweiß. Wenn Sie die in der Dose kaufen, Sie jetzt 400 Gramm Kichererbsen pro Mahlzeit essen, sage ich, das ist für mich so ein kleines Add on. Konzentrieren Sie sich auf Tofu, Edamame, Seitan, Tempeh…das sind wirklich die pflanzlichen Eiweißträger, wo Sie mit einer überschaubaren Menge auch vernünftig Eiweiß reinkriegen.

Und ich empfehle manchmal natürlich auch vegane Eiweißdrinks bei Veganern, wo ich sage, es gibt auch vegane Eiweißpulver, dann trinken Sie zwei Shakes am Tag, dann kriegen wir das Eiweiß auch hin.


Dr. med. Torsten Albers ist promovierter Arzt für Sport- und Erfahrungsmedizin. Neben der Gewichtsreduktion steht die Betreuung von Klienten mit Stoffwechselproblemen und Erkrankungen im Fokus der täglichen Arbeit. Hierbei steht für ihn eine individuelle Stoffwechselanalyse im Mittelpunkt, wo er mittels eigens entwickelter und sukzessive immer weiter verbesserter spezieller Laborparameter aus dem Blut sowie evtl. einer zusätzlichen Atemgasmessung die individuellen Nährstoffbedürfnisse erkennt. Damit ist seine Art der Ernährungsberatung weltweit einzigartig, jeweils hochspezifisch auf die Person abgestimmt und aus diesem Grund auch so erfolgreich, egal ob es um Gesundheitsverbesserung, Gewichtsreduktion, Vitalität oder eine bessere sportartspezifische Leistungsfähigkeit handelt. Leistungsdiagnostik, Trainingssteuerung, Personal Training und myofasziale Behandlungen bei Patienten mit Rücken- oder

Gelenksbeschwerden ergänzen sein Spektrum an ärztlichen Aufgaben ebenso wie Coachinggespräche zur Lifestylegestaltung und bei Patienten, die eine ärztliche Zweitmeinung einholen möchten.

Webseite: https://www.albers-concepts.com/

### 3.  Integriere Ballaststoffe in deine Mahlzeit.

Ballaststoffe sind für uns unverdauliche Pflanzenstoffe. Das heißt, dass wir aus ihnen keine Energie gewinnen können. Sie haben jedoch einen positiven Einfluss auf die Verdauung und dienen Darmbakterien als Futter. Dadurch können sie die Darmflora positiv beeinflussen.

Ballaststoffe können auch den Blutzuckeranstieg durch Kohlenhydrate deutlich verringern.[70] Sie sorgen dafür, dass die Mahlzeit langsamer verdaut wird, wodurch der Zucker nicht so schnell ins Blut gelangt.

Die meisten Obst- und Gemüsesorten sind reich an Ballaststoffen. Auch Nüsse, Samen, Pilze und Hülsenfrüchte sind eine gute Quelle für Ballaststoffe.

Versuche also, Ballaststoffe in deine Mahlzeiten einzubauen. Wenn die Hauptmahlzeit viele Kohlenhydrate enthält, ist es auch sinnvoll, Ballaststoffe vorher zu dir zu nehmen.

Dies ist auch traditionell in unseren Essgewohnheiten verankert. Ein Vorspeisensalat oder eine Gemüsesuppe sind gute Ballaststoffquellen, die den Blutzuckeranstieg der Hauptmahlzeit verringern können.

### *Vollkorn als Ballaststoffquelle*

Und was ist mit Vollkorn? Ja, auch Vollkorn enthält Ballaststoffe. Aber Vorsicht: Auch Vollkornprodukte können den Blutzucker sehr stark ansteigen lassen. Der Unterschied zwischen Vollkorn und Weißmehl ist in dieser Hinsicht meist längst nicht so groß, wie viele Leute denken. Ein Weißmehlbaguette hat beispielsweise einen glykämischen Index von 95.[61] Ein Vollkornbaguette von 73. Der ist zwar etwas niedriger als der vom Weißmehlbaguette, aber immer noch sehr hoch.

Auch in der Wissenschaft kommt man zu dem Schluss, dass der Unterschied zwischen Vollkorn- und Weißmehlprodukten in Bezug auf den Blutzucker längst nicht so groß ist, wie man meint. Einige Studien weisen zwar darauf hin, andere finden wiederum keinen Unterschied.

Eine große Metaanalyse, die 20 Studien umfasste, kam zu folgendem Ergebnis:

- Vollkornweizen lässt den Blutzucker genauso stark ansteigen wie Weißmehlweizen.
- Das Gleiche gilt für Vollkorn- und Weißmehlroggen.
- Vollkornreis hat einen deutlich geringeren Einfluss auf den Blutzucker als weißer Reis.

Vollkorn ist also nicht gleich Vollkorn. Denke nur mal an die unzähligen Vollkorn-Brotsorten in Deutschland. Es wäre schon komisch, wenn die alle den gleichen Effekt auf den Blutzucker hätten. Manche Sorten sind sicherlich besser als Weißmehl, bei anderen wird es keinen Unterschied machen.

Zudem gibt es große individuelle Unterschiede. Für den einen ist Roggenvollkorn vorteilhaft, für den anderen ist Weizenvollkorn besser.

Wie bei so vielen Lebensmitteln gilt also auch hier: Du musst selbst herausfinden, was für dich am besten funktioniert.

## 4. Apfelessig vor oder beim Essen

Du hast vielleicht schon mal gehört, dass Apfelessig gut für den Blutzucker ist. Wenn du Apfelessig in Verbindung mit einer kohlenhydrathaltigen Mahlzeit zu dir nimmst, ist der Effekt erstaunlich groß!

Apfelessig wirkt auf verschiedene Art und Weise auf den Blutzucker:

### *Verzögert die Magenentleerung*

Apfelessig sorgt dafür, dass sich der Magen nicht so schnell entleert.[71] Das Essen bleibt also länger im Magen und folglich gelangt der Zucker nicht so schnell ins Blut. Dadurch steigt der Blutzucker nicht so steil an.

### *Hemmt stärkeabbauende Enzyme*

Apfelessig hemmt Enzyme, die Stärke in Zucker abbauen. Und zwar $\alpha$-Amylase und $\alpha$-Glukosidase. Dadurch wird aus Stärke der Zucker langsamer und unvollständig freigesetzt.[72]

### *Verbessert die Insulinsensitivität*

Apfelessig wirkt sich auch positiv auf die Insulinsensitivität aus. Dadurch nehmen die Zellen den Zucker leichter aus dem Blut auf und es ist weniger Insulin notwendig, um den Blutzucker zu kontrollieren.[73]

Durch den Apfelessig wird also weniger Insulin ausgeschüttet. Aber trotz weniger Insulin steigt der Blutzucker nicht so stark an.

### *Apfelessig in den Speiseplan integrieren*

Apfelessig lässt sich ganz leicht in eine Mahlzeit integrieren:

- Im Salat mit klassischem Essig-Öl-Dressing
- 1 EL Apfelessig in ein Glas Wasser geben und vor dem Essen trinken
- In der Suppe zum Verfeinern
- Fermentiertes Gemüse wie z. B. Sauerkraut enthält Essigsäure
- Fritten mit Essig sind in England und anderen Ländern populär
- Sushireis wird mit Essig zubereitet
- Sauerteigbrot enthält Essigsäure

Du kannst auch andere Essigsorten verwenden. Balsamicoessig solltest du allerdings meiden, weil er viel Zucker enthält.

## 5.  Körperliche Betätigung vor oder nach dem Essen

Aktive Muskeln können den Blutzucker- und Insulinspiegel äußerst positiv beeinflussen. Sie saugen Zucker wie ein Schwamm aus dem Blut auf. Und das kann sogar ohne Insulin geschehen!

Versuche also, kurz vor oder nach dem Essen einer kohlenhydrathaltigen Mahlzeit für etwas Bewegung zu sorgen. Wenn du eine intensive Sporteinheit hinter dir hast, kann dein Körper den Blutzuckerspiegel mit deutlich weniger Insulin regulieren. Aber es muss nicht unbedingt Sport sein. Selbst ein kurzer Spaziergang kann schon einen Unterschied machen. Aber nach dem Essen auf dem Sofa einzuschlafen ist in dieser Hinsicht ganz sicher keine gute Idee.

## 6.  Iss nicht zu spät.

Auch die Uhrzeit des Essens hat einen großen Einfluss darauf, wie stark der Blutzucker ansteigt. Denn die Insulinsensitivität lässt gegen Tagesende stark nach.

Deswegen solltest du insbesondere abends einfache Kohlenhydrate meiden. Bei einer stark kohlenhydratlastigen Mahlzeit am späten Abend kann es sogar sein, dass der Blutzucker- und Insulinspiegel die ganze Nacht erhöht sind. Das solltest du natürlich unbedingt vermeiden.

Früh morgens hingegen ist die Insulinsensitivität jedoch auch vermindert. Dies ist auf das sogenannte Dawn Phänomen (dawn (engl.) = Morgengrauen) zurückzuführen.[74] Das Dawn Phänomen kommt sowohl bei Menschen mit gesundem Stoffwechsel als auch bei Insulinresistenz (und Diabetes) vor. Bei Insulinresistenz ist es allerdings stärker ausgeprägt.

In den frühen Morgenstunden werden Stresshormone ausgeschüttet, die den Blutzucker ansteigen lassen. Dies dient dazu, Energie für den beginnenden Tag bereitzustellen. Stresshormone wie Cortisol und Adrenalin verursachen auch eine temporäre Insulinresistenz: Dadurch steht der Zucker den Muskeln als Energiequelle zur Verfügung (aktive Muskeln können Zucker auch ohne Insulin aufnehmen). Bei gesunden Menschen sinkt der Blutzucker schnell wieder, bei Insulinresistenz ist dieser Effekt allerdings oft stärker ausgeprägt und der Blutzucker ist morgens länger erhöht. Das Dawn Phänomen ist der Grund, warum bei Diabetikern der Blutzucker gerade morgens oft zu hoch ist (ein zu hoher Nüchternblutzucker ist ein Hinweis auf Diabetes).

Der erhöhte morgendliche Blutzucker macht sich durch Appetitlosigkeit bemerkbar. Solange der Blutzucker erhöht ist und du keinen Hunger hast, solltest du nichts essen. Hier macht es also Sinn, das Frühstück ausfallen zu lassen bzw. später zu frühstücken. Allerdings musst du aufpassen, dass sich dadurch das Essen nicht zu weit in Richtung Tagesende verschiebt. Denn, wie gerade besprochen, lässt die Insulinsensitivität in der zweiten Tageshälfte stark nach. Falls du morgens relativ spät isst, solltest du also versuchen, den Essenszeitraum zu verkürzen (Stichpunkt Intervallfasten).

Mit einem CGM lässt der morgendliche Blutzuckeranstieg gut beobachten und es hilft dir, den richtigen Zeitpunkt fürs Frühstück zu finden.

## Fazit: Die Reihenfolge macht einen großen Unterschied!

Die Reihenfolge, in der wir Lebensmittel zu uns nehmen, kann also einen großen Einfluss auf den Blutzucker- und Insulinspiegel haben.

Die oben genannten Regeln lassen sich kurz zusammenfassen: Keine einfachen Kohlenhydrate auf leerem Magen. Bevor du Nudeln,

Brot oder Kuchen isst, solltest du etwas im Magen haben. Wenn du etwas Süßes isst, dann als Nachtisch.

Es spielt keine große Rolle, was es ist: Ballaststoffe, Fett und Eiweiß können dir helfen, den Blutzucker stabil zu halten. Aber das heißt auch: Das Brot, was dir im Restaurant vor dem Essen serviert wird, solltest du erst nach der Vorspeise oder mit dem Hauptgericht essen.

Diese Essensweise verfolgen wir auch traditionell:

- Eine Suppe oder Salat als Vorspeise,
- Eine Eiweißquelle, Gemüse und eine kohlenhydrathaltige „Sättigungsbeilage" als Hauptgang,
- Etwas Süßes als Nachtisch.

Leider geraten traditionelle Essensweisen immer mehr in Vergessenheit: Nur selten nimmt man sich Zeit für drei Gänge; stattdessen greift man zu Snacks, die oft einen großen Einfluss auf den Blutzucker haben.

## Interview mit Marie-Luise Huber: wie der Blutzucker unsere Hormone und den Darm beeinflusst.

Teresa Arrieta von der Medumio Gesundheitsakademie hat für den Insulinresistenz Kongress die Ernährungswissenschaftlerin Marie-Luise Huber interviewt. Hier ein Ausschnitt des Interviews:

**Teresa Arrieta:** Was passiert denn mit unserem gesamten Hormonhaushalt in den Augenblicken, wo wir so eine Blutzucker-Achterbahn haben? Sagen wir, ich habe jetzt in der Früh ein Weißbrot mit Marmelade, mit Konfitüre gegessen und dazu vielleicht auch noch einen starken Kaffee getrunken. Also, das sind ja alles Dinge, die eher so Cortisol bzw. eben Blutzucker, den Blutzucker oft in die Luft gehen lassen, im Übermaß. Was passiert da mit unserem Hormonsystem?

**Marie-Luise Huber:** Supergute Frage. Und ich beschreibe gerne so, dass quasi einerseits das Insulin und andererseits das Cortisol unsere Masterhormone sind. Das sind die Hormone, die in unserem Körper, einfach gesagt, am lautesten schreien. Wenn wir jetzt etwas essen oder ständig essen, ist unser Körper ständig damit beschäftigt, quasi auf das Signal vom Insulin zu hören und kann sich, weil das Insulin so laut schreit, kann sich dann unser Körper nicht um die anderen Hormone kümmern, die tatsächlich im Körper zur Verfügung stehen und die eigentlich auch Aufmerksamkeit bräuchten. Gerade Frauen merken das auch, wenn sie zum Beispiel auch gestresster sind, aber auch, wie ich gesagt habe, Cortisol, auch eines dieser Master Hormone…dass dann auch unser Zyklus aus den Fugen gerät, weil der Körper sehr damit beschäftigt ist, quasi auf die Antwort oder auf die Signale von Cortisol und tatsächlich auch von Insulin zu hören, sodass er sich gar nicht so sehr um die Hormone kümmern kann. Oder dass er die Signale von den anderen Hormonen, die tatsächlich für die Zyklusgesundheit notwendig sind, dass er diese gar nicht hört. Dementsprechend ist es eben auch wichtig, ein Insulingleichgewicht zu haben, damit man tatsächlich auch dem Körper die Möglichkeit gibt, auch auf die anderen Hormonsignale zu hören. Man merkt es zum Beispiel auch, dass, wenn man sehr gestresst ist, vielleicht auch schlechter schläft, weil der Körper nicht auf Melatonin hören kann. Genau, weil er da einfach so merkt, Cortisol ist immer noch vorhanden. Und ich muss jetzt mal schauen, dass das bald wieder ruhiger wird, bevor er sich tatsächlich um den Schlaf kümmern kann. Gleiches gilt natürlich auch, wenn vor allem immer wieder Insulin hier vorhanden ist, laut schreit und dann einfach sagt okay, jetzt irgendwann reicht's dann mal und ignoriert dann vielleicht auch tatsächlich den Ruf vom Insulin.

Und so kommt dann eben einfach dieses Ungleichgewicht an all diesen Hormonen, die ja sehr viele wichtige Nachrichten im Körper verschicken, zustande. Und das gilt es eben auch zu vermeiden.

**Teresa Arrieta:** Das heißt, dass quasi, wenn wir da ständig diese Blutzuckerkurven haben, dass dann eben nicht nur…also, dass zu viel Insulin ausgeschüttet wird, sondern dass dann eine ganze Kaskade von Problemen, ich meine, das reicht ja sogar bis in unseren Darm, nicht? Es hat ja auch auf unseren Darm Auswirkungen, wenn wir, wenn wir immer wieder hier diese Blutzuckerspikes…kannst du vielleicht ganz kurz auch was über den Darm sagen?

**Marie-Luise Huber:** Genau. Es gibt ja tatsächlich diese sogenannte Darm-Hirn-Achse, wo es eine sehr starke Verbindung gibt zwischen den Signalen, die das Hirn sendet und gleichzeitig aber auch die Signale, die vom Darm kommen. Unser Darm ist ja sehr, sehr stark mit dem Hirn verbunden, und wenn eines davon quasi aus dem Gleichgewicht kommt, ist es dann tatsächlich auch so, dass man das auch im anderen Bereich merkt.

Bestes Beispiel: Wenn man gestresst ist, ist es oft so, dass man Magenbeschwerden hat oder Verdauungsschwierigkeiten. Und das ist genau das Beispiel, weil das Cortisol so laut ruft und diesen Stress quasi verursacht, dass dann tatsächlich auch die Verdauungstätigkeiten reduziert werden, weil der Körper sich einfach mal um den Ruf quasi des Cortisols kümmern muss.

**Teresa Arrieta:** Genau. Und was passiert dann alles im Darm? Negatives, sozusagen. Wenn das so ist?

**Marie-Luise Huber:** Dann verändert sich zum Beispiel auch unsere Darmflora. Dann ist es tatsächlich auch so, dass wie gesagt Verdauungsbeschwerden entstehen.

**Teresa Arrieta:** Aber auch das Darmmikrobiom …

Marie-Luise Huber: Also, das meine ich mit der Darmflora, dass sich hier und dann auch tatsächlich in weiterer Folge aufgrund dieser Veränderung des Mikrobioms, also dieser Besiedelung der Darmbakterien, der guten Darmbakterien, die wir haben, kann es dann sein, dass die negativen Darmbakterien Überhand gewinnen und dann tatsächlich auch, wenn sie zu…auch in weiterer Folge dann wieder den Blutzucker beeinflussen können, weil auch der Darm sehr stark mit dem Blutzucker verbunden ist.

**Teresa Arrieta:** Das kann ja bis zur Leaky Syndrom, nicht? Zu einem durchlässigen Darm führen. Da haben wir ein Interview mit Medumio Geschäftsführer Paul Seelhorst auch geführt, dass er das studienbasiert ausführt. Schaut euch gerne dieses Interview an, also quasi es gibt viele Gründe, warum man diese extremen Spikes vermeiden soll. Weil ich habe früher…also jetzt bin ich da nicht mehr so, also habe ich meinen Ernährungsrhythmus besser im Griff, sozusagen. Aber früher habe ich mir gedacht, na ja, esse ich halt einmal eine Packung Gummibärchen, weil das ist ja dann nach, wenn ich quasi sagen will, ich mache es zum Mittag, dann ist es ja wieder vorbei. Gleich, wenn ich nichts anderes Süßes nachschiebe … und also, ich habe das so, so vorgestellt…ich mache es dann wieder sozusagen unschädlich, wenn ich, den Rest der Zeit…aber eigentlich, aber in Wirklichkeit sozusagen, das ist nicht nur eine momentane, das will ich damit ausdrücken, es hat nicht nur eine augenblickliche Auswirkung, dass der Blutzucker nach oben geht, sondern es löst eine ganze Kaskade von gesundheitlichen Auswirkungen aus, die aber nachhaltig den Körper sozusagen schädigen.

**Marie-Luise Huber:** Absolut, absolut. Und das ist tatsächlich auch, vereinfacht gesagt, Blutzuckerspitzen eben ab über 140 und noch höher vor allem, führen tatsächlich auch quasi…sind Stress für die Zellen. Ganz, ganz einfach gesagt. Und diesen Stress gilt es zu vermeiden.

**Teresa Arrieta:** Machen auch alt, ne? Beschleunigen auch sogar den Alterungsprozess.

**Marie-Luise Huber:** Genau. Also, es gibt viele Gründe, warum es tatsächlich auch für, ich sage mal, stoffwechselgesunde Menschen von Vorteil ist, tatsächlich auch Ihren Blutzucker regelmäßig sich anschauen zu lassen. Einerseits durch Untersuchung, aber natürlich auch 24 Stunden, sieben Tage die Woche immer mal wieder einen Sensor zu tragen, da es auch und das ist auch etwas, was ich persönlich sehr, sehr spannend finde, saisonale Unterschiede gibt…wir, unser Alltag ist unterschiedlich, ob es Sommer oder Winter ist. Lebensmittel sind anders, unser Bewegungsverhalten ist anders. Wir sind vielleicht auch viel träger, wir sind viel mehr zu Hause, Weihnachtsstress, was auch immer. Also all das ist unser Alltag. Selbst wenn wir das Gefühl haben, es verändert sich eigentlich eh nichts, es sind nur die Jahreszeiten da draußen, unser Körper und unser Alltag verändern sich sehr, sehr wohl. Und das ist auch etwas, was schön ist, wenn man immer wieder mal so einen Monitor trägt, wo man dann tatsächlich auch sieht, ok…Kürbiscremesuppe oder Salat oder dieses oder jenes Gemüse funktioniert für mich besser, funktioniert für mich weniger gut. Wie kann ich das kombinieren, sodass es mir auch weiterhin quasi gut geht?

Marie-Luise Huber ist Head of Nutrition bei Hello Inside und kümmert sich dabei um alles, was die Wissenschaft und praktische Umsetzung in Bezug auf Lebensstil und Blutzucker betrifft. Sie hat einen Master in Ernährungswissenschaften (Uni Wien), einen Bachelor in Diätologie (FH St. Pölten), einen Master of Public Health (Northeastern University, Boston, USA) und ist Board certifcied Health and Wellness Coach in den USA. Wenn Sie sich nicht gerade mit den Themen Ernährung, Gesundheit und Verhaltensänderungen auseinandersetzt, ist sie in vermutlich draußen unterwegs, sei es laufen, radeln, wandern, Skifahren …. oder backt einen Kuchen.

Webseite: https://helloinside.com/

Instagram: https://www.instagram.com/helloinsideofficial/

# Nahrungsergänzungsmittel bei Insulinresistenz

Nahrungsergänzungsmittel können helfen, Insulinresistenz entgegenzuwirken. Es ist aber wichtig zu betonen, dass sie nur ein kleines Puzzleteil darstellen. Eine Anpassung der Ernährungs- und Lebensgewohnheiten ist deutlich effektiver. Mit Nahrungsergänzungsmitteln allein wirst du kaum etwas erreichen können. Wenn du deine Ernährung optimierst und für mehr körperliche Aktivität sorgst, können Nahrungsergänzungsmittel aber eine zusätzliche Hilfe darstellen, mit der du dein Ziel schneller erreichen kannst.

Bei einigen der Nahrungsergänzungsmittel, auf die wir eingehen, handelt es sich um essenzielle Nährstoffe. Also Nährstoffe, die nicht zu kurz kommen dürfen. Sonst kommt es zu Mangelerscheinungen. Einige dieser Nährstoffe kommen in der Ernährung leicht zu kurz, was Insulinresistenz begünstigen oder verstärken kann. Es ist sinnvoll, auf eine gute Versorgung mit diesen Nährstoffen zu achten – auch unabhängig von Insulinresistenz.

Bei Nahrungsergänzungsmitteln gibt es große Unterschiede auf dem Markt. Viele Präparate enthalten unnötige und potenziell schädliche Zusatzstoffe wie Trenn-, Bindemittel, Farbstoffe und künstliche Konservierungsstoffe. Außerdem solltest du darauf achten, dass die Produkte in Deutschland hergestellt und auf Schadstoffe geprüft werden. Bei Viktilabs, Heidelberger Chlorella und Nature Love findest du sehr hochwertige Nahrungsergänzungsmittel, die ein gutes Preis-Leistungs-Verhältnis haben.

Bevor du diese Nährstoffe langfristig supplementierst, solltest du messen lassen, wie gut du bereits versorgt bist. (Bei Mineralstoffen wie Zink und Magnesium solltest du darauf achten, dass sie im Vollblut gemessen werden. Ein Standard-Serumtest ist nicht aussagekräftig.) So kannst du eine unnötige Supplementierung und eine Überdosierung vermeiden. Sollte einer dieser Nährstoffe tatsächlich im Mangel sein, wirst du wahrscheinlich eine höhere Dosierung benötigen, also die Standarddosierung, die auf dem Produkt angegeben ist. Die Dosierung solltest du in dem Fall am besten mit deinem Arzt besprechen. Falls sich dein Arzt nicht gut mit Nährstoffen auskennt (was leider oft der Fall ist), solltest du dich an einen Orthomolekularmediziner wenden.

Dies ist ein Arzt, der sich mit Nährstofftherapie auskennt. Das Forum für Orthomolekulare Medizin (FOM) hat eine Therapeutenliste, wo du nach Orthomolekularmedizinern in deiner Nähe suchen kannst.

Hier kommst du zur Therapeutenliste.

## Chrom

Die Einnahme von Chrom ist sinnvoll, wenn dein Blutzucker bereits erhöht ist. Chrom hat wichtige Funktionen im Zuckerstoffwechsel und kann die Insulinsensitivität verbessern. Bei Diabetikern kann die Einnahme von Chrom den Langzeitblutzucker verbessern und den Nüchternblutzucker senken.[75]

Chrom wirkt vermutlich vor allem dann am besten, wenn ein Chrommangel vorliegt. Allerdings wird Chrom standardmäßig nicht gemessen.

Die Einnahme von 200 µg Chrom täglich ist auch bei unbekanntem Chromstatus unbedenklich. Die Chromverbindung Chrompicolinat wird besser aufgenommen als andere Verbindungen.

## Zink

Auch Zink ist für den Zuckerstoffwechsel wichtig und fördert die Aufnahme von Zucker aus dem Blut, indem es die Insulinsensitivität verbessert.

Bei Diabetikern kann die Einnahme von Zink den Nüchternblutzucker senken.[76]

Der Zinkbedarf ist individuell und richtet sich vor allem danach, wie viel Phytinsäure du über die Nahrung zu dir nimmst. Phytinsäure gehört zu den Antinährstoffen: Sie bindet Mineralien (vor allem Zink) und verringert so die Aufnahme. Wenn du viel phytinsäurehaltige Lebensmittel zu dir nimmst, brauchst du also mehr Zink.

Phytinsäure kommt vor allem in Getreide und Hülsenfrüchten, aber auch in Nüssen, Samen und Kakao vor. Wenn du Hülsenfrüchte lange einweichst, kannst du den Phytinsäuregehalt verringern.

Bei Getreideprodukten findet man Phytinsäure vor allem in Vollkorn. Einerseits enthält Vollkorn mehr Nährstoffe als Weißmehl, andererseits enthält es aber auch mehr Phytinsäure, was die Aufnahme hemmt. (Deswegen ist Getreide generell keine gute Quelle für essenzielle Nährstoffe.)

Je nachdem, wie viel Phytinsäure du zu dir nimmst, beträgt der tägliche Zinkbedarf ca. 7 – 16 mg. Bei einer getreidelastigen Ernährung kommt Zink leicht zu kurz und es besteht ein erhöhtes Risiko für einen Zinkmangel.

Austern, Leber und Fleisch sind sehr reich an Zink. Auch Nüsse, Samen und Kakao enthalten viel Zink, allerdings wird es hier nicht so gut aufgenommen, da diese Lebensmittel Phytinsäure enthalten (aber nicht so viel wie Getreide).

Zink sollte im Vollblut gemessen werden.

Normwerte: 400 – 750 µg/dl.[77]

Die übliche Dosierung von Zink beträgt 15 mg täglich. Bei einem nachgewiesenen Mangel kann auch vorübergehend höher dosiert werden. Allerdings sollte dann der Zink- und Kupferspiegel regelmäßig überprüft werden. Zink behindert die Aufnahme von Kupfer. Eine Supplementierung mit hohen Zinkdosen kann daher einen Kupfermangel verursachen.

## Magnesium

Insulinresistenz und Diabetes sind mit einem Magnesiummangel assoziiert. Die Einnahme von Magnesium kann Nüchternblutzucker- und Insulinwerte senken.[78] Magnesium entspannt auch die Blutgefäße und kann dadurch den Blutdruck leicht senken.

Der Magnesiumbedarf beträgt je nach Alter und Geschlecht ca. 300 – 400 mg täglich.

Gute Quellen für Magnesium sind Nüsse, Samen, Fisch und Meeresfrüchte, grünes Blattgemüse und Hülsenfrüchte.

Magnesium sollte im Vollblut gemessen werden.

Normwerte: 1,28 – 1,69 mmol/l.[77]

Die übliche Dosierung von Magnesium liegt bei ca. 250 mg täglich. Organische Magnesiumformen wie Magnesium-Malat, Magnesium-Glycinat, Magnesium-Citrat und Magnesium-Gluconat werden besser aufgenommen als anorganische.

## Vitamin D

Eine gute Versorgung mit Vitamin D kann die Insulinsensitivität verbessern. Vitamin D reguliert auch entzündungsfördernde Botenstoffe. Da Entzündungen Insulinresistenz verstärken können, wirkt Vitamin D wahrscheinlich auch auf diese Art Insulinresistenz entgegen.[79]

Schwangerschaftsdiabetes lässt sich oft allein durch die Einnahme von Vitamin D beheben, was die Bedeutung von Vitamin in Bezug auf Insulinsensitivität verdeutlicht.[80]

Ein Vitamin D-Mangel ist in Deutschland sehr weit verbreitet. Laut einer Studie des Robert-Koch-Instituts sind über 50 % der Menschen in Deutschland nicht ausreichend mit Vitamin D versorgt. Vitamin D wird bei Kontakt mit Sonnenlicht in der Haut gebildet. Im Sommer kannst du versuchen, deinen Vitamin D-Bedarf über die Sonne zu decken. Dazu solltest du mindestens 2-3 pro Woche längere Zeit ungeschützt in der Sonne verbringen. Die Dauer richtet sich danach, wie lichtempfindlich deine Haut ist. Verbringe maximal die Hälfte der Zeit in der Sonne, in der bei dir ein Sonnenbrand entstehen würde.

Im Winter kommst du um die Einnahme von Vitamin D nicht herum, wenn du keinen Vitamin D-Mangel entwickeln möchtest. Die Dosierung ist sehr individuell, aber die meisten Menschen benötigen mindestens 5.000 IE täglich, um gut über den Winter zu kommen. Um die richtige Dosierung zu finden, solltest du deinen Vitamin D-Spiegel regelmäßig überprüfen lassen. Dies ist ein Standardtest beim Hausarzt (der in der Regel selbst bezahlt werden muss).

Bei höheren Vitamin D-Dosierungen (über 10.000 IE täglich) solltest du auf jeden Fall zusätzlich Vitamin K2 nehmen (maximal 200 µg täglich). Bei niedrigeren Dosierungen ist es nicht unbedingt notwendig, sofern du ausreichend Vitamin K2 über die Nahrung zu dir nimmst. Vitamin K2 kommt hauptsächlich in tierischen Produkten und in fermentierten Lebensmitteln (z. B. Sauerkraut) vor. Gemüse ist reich an Vitamin K1. Dieses muss der Körper jedoch in Vitamin K2 umwandeln und die Umwandlungsrate ist gering. In Kombipräparaten liegt Vitamin D3 und K2 im optimalen Verhältnis vor.

Auch eine gute Versorgung mit Magnesium ist für die Funktion von Vitamin D wichtig.

Vitamin D wird im Blutserum gemessen. Optimalwerte liegen bei ca. 50 – 70 ng/ml.

## L-Carnitin

L-Carnitin ist eine Aminosäurenverbindung, die der Körper selbst bilden kann. Voraussetzung hierfür ist eine gute Versorgung mit den Aminosäuren Lysin und Methionin. L-Carnitin findet sich auch in Lebensmitteln, vor allem in Fleisch. Vegetarier und Veganer haben ein erhöhtes Risiko für einen L-Carnitin-Mangel, da sie einerseits wenig L-Carnitin über die Nahrung zu sich nehmen und andererseits oft nicht gut mit den Aminosäuren versorgt sind, die zur körpereigenen L-Carnitin-Bildung notwendig sind. Denn Methionin kommt hauptsächlich in Fleisch vor.

L-Carnitin wird in Nieren, Leber und Gehirn gebildet.[81] Daher können auch Leber- und Nierenerkrankungen einen L-Carnitin-Mangel verursachen.

L-Carnitin spielt eine wichtige Rolle im Fettstoffwechsel der Mitochondrien, den Kraftwerken der Zellen. Und zwar wird es für den Fettsäuretransport in die Mitochondrien benötigt. Anschließend wird aus den Fettsäuren Energie gewonnen. Aus diesem Grund wird L-Carnitin oft als Abnehmmittel beworben. Dies ist leider unbegründet, aber L-Carnitin kann dafür Insulinresistenz entgegenwirken. Es kann viele mit Insulinresistenz assoziierte Symptome verbessern wie schlechte Cholesterinwerte, Bluthochdruck, erhöhte Entzündungswerte und Nüchternblutzucker. Es kann sich auch positiv auf den HOMA-Index auswirken.[82]

Die allgemeine Dosierung liegt bei 1.000 – 2.000 mg täglich. Du solltest darauf achten, nicht mehr als 1.000 mg auf einmal zu nehmen, da es dann im Darm nicht gut aufgenommen wird. L-Carnitin Tartrat weist eine hohe Bioverfügbarkeit auf.


## Probiotika

Die Darmflora spielt für die metabolische Gesundheit eine wichtige Rolle. Das zeigt sich z. B. daran, dass Diabetespatienten im Vergleich zu Menschen mit einem gesunden Stoffwechsel eine veränderte Darmflora haben. Und Menschen mit Übergewicht weisen eine verringerte Bakteriendiversität auf, d. h. sie haben nicht so viele verschiedene Bakterienstämme im Darm wie schlanke Menschen. Sie haben auch vergleichsweise viele Bakterien vom *Bacteriodetes* Stamm.

Wie sich die Einnahme von Probiotika auf die Stoffwechselgesundheit auswirkt, wurde in zahlreichen Studien untersucht. Die Ergebnisse sind nicht immer eindeutig. Ein Cochrane Review hat beispielsweise untersucht, wie hilfreich Probiotika bei Schwangerschaftsdiabetes sind.[83] Die Cochrane Library umfasst mehrere Datenbanken und veröffentlicht Reviews, die hochwertige, unabhängige Evidenz zu Gesundheitsthemen zur Verfügung stellen. In den Reviews werden hochwertige Studien zu dem Thema analysiert und die Autoren entscheiden anhand der Ergebnisse, mit welcher Wahrscheinlichkeit eine bestimmte These zutrifft. Review werden zwar auch in anderen Fachzeitschriften veröffentlicht, aber Cochrane Reviews zählt zu denen mit den höchsten Standards.

Der Review kam zu dem Schluss, dass es ungewiss ist, ob Probiotika in Bezug auf Bluthochdruck und Nüchternblutzucker nützlich sind.

Es gab aber auch eindeutige Ergebnisse: Probiotika können

- Insulinresistenz verringern (HOMA-Index) und die Insulinsensitivität verbessern (QUICKI),
- Entzündungsmarker (CRP und IL-6) senken,
- Antioxidative Marker erhöhen (Glutathion) und Marker für oxidativen Stress senken (Malondialdehyd).

Es ist nicht gut verstanden, wie Probiotika Insulinresistenz entgegenwirken können. Eine plausible Erklärung ist, dass es auf den entzündungshemmenden Effekt von Probiotika zurückzuführen ist. Wie du bereits gelernt hast, fördern Entzündungen Insulinresistenz.

Schädliche Darmbakterien produzieren Giftstoffe, die Entzündungen fördern. Durch die Einnahme von Probiotika werden schädliche Bakterien verdrängt, was Entzündungsreaktionen verringern kann. „Nützliche Darmbakterien" produzieren außerdem entzündungshemmende Stoffe, wie z. B. kurzkettige Fettsäuren (short-chain fatty acids (SCFAs)).[84]

Probiotika sind also eine gute Möglichkeit, eine gesunde Darmflora aufzubauen. Insbesondere nach der Einnahme von Antibiotika sind Probiotika sinnvoll. Danach können fermentierte Lebensmittel helfen, die Darmflora zu erhalten. Die darin enthaltene Essigsäure kann zusätzlich helfen, den Blutzucker besser zu regulieren.

**Tipp:** Bei Probiotika gibt es große Unterschiede auf dem Markt und viele Präparate halten nicht, was sie versprechen. Als hochwertiges Probiotikum kann ich die SuperMikroben von Fairment empfehlen. Es handelt sich um sporenbasierte Bakterien, die von einer Endosporenhülle umgeben sind und dadurch den Weg in den Darm problemlos überleben. Dadurch können sie sich besonders gut im Darm ansiedeln und vermehren.

Hier kommst du zu den SuperMikroben von Fairment.

## Inositol

Inositol ist ein Zuckergehalt. Früher wurde Inositol zu den B-Vitaminen gezählt (Vitamin B8). Mittlerweile weiß man jedoch, dass es kein Vitamin ist, da der Körper Inositol auch selbst herstellen kann. Inositol kommt auch in Nahrungsmitteln vor, wie z. B. in Obst, Hülsenfrüchten, Fleisch und Nüssen.

Inositol hat verschiedene Funktionen im Körper. Es ist für den Fettstoffwechsel wichtig, ist an der Gallensaftbildung beteiligt und fördert die Insulinwirkung.

Therapeutisch wird Inositol bei Insulinresistenz, metabolischem Syndrom, Diabetes Typ 2 und Schwangerschaftsdiabetes eingesetzt.[85] Die Wirkung bei PCOS ist besonders gut untersucht.

Inositol fördert bei PCOS die Reifung der Eizellen und den Eisprung und kann die Schwangerschaftsrate erhöhen.

Die Wirkung ist mit Metformin vergleichbar, aber mit deutlich weniger Nebenwirkungen.[86]

Inositol kann übrigens auch bei männlicher Unfruchtbarkeit helfen. Es reguliert Sexualhormone und verbessert die Spermienqualität.[87]

Inositol kann in verschiedenen Formen vorliegen. Am weitesten verbreitet ist Myo-Inositol. Bei PCOS hat sich Myo-Inositol zu D-Chiro-Inositol Verhältnis von 40:1 als optimal erwiesen.[88]

Die Dosierung beträgt in der Regel 1-4 g pro Tag. Die Einnahme und Dosierung solltest du mit dem Arzt absprechen; insbesondere, wenn du Medikamente nimmst.

Myo-Inositol ist sehr gut verträglich. Bei hohen Dosierungen (12 g oder mehr) kann es Schlafstörungen und Magen-Darm-Probleme wie Durchfall, Blähungen und Übelkeit verursachen.

# Sport: aktive Muskeln wirken Insulinresistenz entgegen

Auch wenn das Kapitel zu Sport im Vergleich zu Ernährung nur sehr wenig Platz einnimmt: Es ist genauso wichtig wie Ernährung. Die richtige Ernährung und ausreichende körperliche Aktivität sind die beiden wichtigsten Faktoren, wenn es darum geht, Insulinresistenz rückgängig zu machen. Versuche daher, beides bestmöglich umzusetzen. So wirst du deutlich mehr Erfolg haben, als wenn du nur eins von beiden umsetzt.

Aktive Muskeln haben die unglaublich nützliche Fähigkeit, Zucker aus dem Blut, ohne die Hilfe von Insulin aufzunehmen. Das heißt im Klartext: Selbst wenn du hochgradig insulinresistent bist und sogar Diabetes hast, kannst du mit Sport den Blutzucker effektiv senken. Und wenn du dich nach dem Essen körperlich betätigst, muss die Bauchspeicheldrüse deutlich weniger Insulin ausschütten, um den Blutzucker zu regulieren.

Gleichzeitig wird durch mehr Muskelmasse die Insulinsensitivität verbessert: denn je mehr Muskelgewebe du hast, desto mehr Insulinrezeptoren befinden sich auf deren Oberfläche.

Bei Sport unterscheidet man aerobes von anaerobem Training. Beides hat einen positiven Effekt auf Insulinresistenz.

## Aerobes Training

Aerob bedeutet „mit Sauerstoff". Bei aerobem Training wird die notwendige Energie mithilfe von Sauerstoff gewonnen. Aerobes Training dauert tendenziell länger als anaerobes Training, ist aber weniger intensiv. Die Muskeln werden nicht so stark gefordert und aerobes Training dient nicht dem Muskelaufbau. Beispiele für aerobes Training sind Joggen, Radfahren und Schwimmen.

Aerobes Training dient vor allem der Herz-Kreislauf-Gesundheit. Es kann helfen, den Blutdruck zu senken, die Pumpfähigkeit des Herzens zu verbessern, die Gesundheit der Blutgefäße zu erhöhen und Blutfettwerte (Triglyceride) zu senken.

Außerdem verbessert es die Insulinsensitivität und kann den HbA1C (Langzeitblutzucker) senken.

Idealerweise solltest du wöchentlich mindestens 150 Minuten (also 2,5 Stunden) aerobes Training anstreben. Die Zeit kannst du beliebig aufteilen. Also z. B. 30 Minuten an 5 Tagen in der Woche oder ca. 20 Minuten täglich.

## Anaerobes Training

Anaerob bedeutet „ohne Sauerstoff". Beim anaeroben Training wird in erster Linie Zucker verbraucht, der ohne die Verwendung von Sauerstoff in Energie umgewandelt werden kann. Es handelt sich um kurze, aber intensive Sporteinheiten. Beispiele für anaerobes Training sind Kraftsport, hochintensives Intervalltraining (HIIT) und Sprinten.

Da bei anaerobem Training viel Zucker verbraucht wird, ist es eine sehr gute Methode, um die Glykogenspeicher zu leeren. Wie du bereits weißt, ist dies ein sehr wichtiger Schritt bei der Bekämpfung von Insulinresistenz.

Da ein hoher Muskelanteil hilft, die Insulinsensitivität zu verbessern, solltest du hier unbedingt auch auf Krafttraining setzen. Dabei solltest du möglichst alle Muskelgruppen einbeziehen, also Arme, Brust, Rücken, Schulter, Bauch und Beine.

Krafttraining 2-mal wöchentlich ist vom Effekt auf die Insulinresistenz her vergleichbar mit 150 Minuten aerobem Training. Die Trainingseinheiten müssen nicht lang sein, aber die Übungen sollten intensiv sein und du solltest möglichst an deine Grenzen gehen. Das bedeutet, dass die letzte Wiederholung der Übung für dich gerade so zu schaffen sein sollte. Ist dies nicht der Fall, musst du entweder das Gewicht oder die Anzahl Wiederholungen erhöhen.

Falls du Anregungen für Übungen brauchst, kann ich dir die YouTube Kanäle von Paulina Wallner, Sascha Huber und Marie Steffen empfehlen. Dort findest du kurze, intensive Workouts, die du zu Hause und ohne Geräte machen kannst.

## Indirekte positive Auswirkungen von Sport

Neben den oben beschriebenen Auswirkungen von Sport auf Insulinresistenz kann sich körperliche Aktivität auch indirekt positiv auf deine Gesundheit und dein Wohlbefinden auswirken.

Regelmäßiger Sport

- Kann helfen, Stress zu reduzieren. Auch das ist bei Insulinresistenz relevant, siehe hierzu das Kapitel zu Stressmanagement,
- Kann den Schlaf verbessern (ebenfalls bei Insulinresistenz wichtig, siehe Kapitel zu Schlaf),
- Sorgt für mehr Energie, was teilweise auch auf den besseren Schlaf zurückzuführen ist,
- Kann die mentale Gesundheit fördern und depressiven Verstimmungen entgegenwirken,
- Das Selbstbewusstsein stärken und Angstzuständen entgegenwirken.

## Intensiver Sport kann den Blutzucker kurzfristig ansteigen lassen

Falls du einen CGM verwendest, eine kleine Warnung: Intensive Sporteinheiten können dafür sorgen, dass der Blutzucker stark ansteigt. Dies ist darauf zurückzuführen, dass bei intensivem Training Stresshormone ausgeschüttet werden. Diese sorgen dafür, dass Zucker aus den Glykogenspeichern freigesetzt werden. Dadurch steht dir Energie zur Verfügung, um die stressige Situation (in diesem Fall das Training) zu bewältigen.

Dieser Effekt ist jedoch nur kurzfristig. Nach dem Training sollte der Blutzucker schnell wieder sinken, da aktive Muskeln auch sehr viel Zucker konsumieren. Langfristig hilft regelmäßiger Sport dabei, den Blutzucker- und Insulinspiegel zu senken. Du brauchst dir wegen dem Blutzuckeranstieg beim Sport also keine Sorgen zu machen.

# Sport und Intervallfasten kombinieren

Wenn du Intervallfasten praktizierst, stellst du dir vielleicht die Frage, zu welcher Uhrzeit du trainieren solltest. Tatsächlich ist die Uhrzeit relevant, insbesondere wenn es um Muskelaufbau durch Krafttraining geht.

Der Körper hat einige Mechanismen entwickelt, die einem Muskelabbau beim Fasten entgegenwirken. Beispielsweise werden beim Fasten Wachstumshormone gebildet, die den Muskelaufbau unterstützen (bzw. den Abbau hemmen). Trotzdem musst du beim Fasten auf eine ausreichende Versorgung mit Eiweiß achten, wenn du Muskelmasse erhalten bzw. aufbauen möchtest. Idealerweise solltest du gegen Ende der Fastenzeit trainieren. Dann haben die Wachstumshormone ihr Maximum erreicht und du kannst nach dem Training das Fasten mit einer eiweißreichen Mahlzeit brechen.

Wenn du hingegen vor und nach dem Training für viele Stunden fastest, wird der Muskelaufbau deutlich schwerer fallen.

# Wie fängst du an?

Ich kann dir in diesem Buch leider kein Sportprogramm zur Verfügung stellen. Denn das für dich richtige Training richtet sich nach deinem aktuellen Fitnesslevel und deinen Vorlieben.

Falls du sehr unsportlich bist und in letzter Zeit gar keinen Sport gemacht hast, habe ich eine gute Nachricht für dich: Du wirst am meisten vom Sport profitieren. Der Effekt auf die Gesundheit, wenn man anfängt, Sport zu machen, ist deutlich größer, als wenn man bereits viel Sport macht und das Sportpensum weiter steigert. Aber dennoch gilt: Je mehr, desto besser.

Eine wichtige Grundregel: Es sollte für dich anstrengend sein. Falls für dich selbst Spazierengehen anstrengend ist, wirst du damit schon deine Fitness steigern und deine Insulinresistenz verbessern können.

Falls du viel zu Fuß gehst und es dir sehr leichtfällt, kannst du versuchen, es anstrengender zu machen. Entweder, indem du so schnell gehst, dass du außer Atem kommst (Speedwalking) oder indem du etwas Gewicht trägst. Du kannst zum Beispiel Gewicht in einen Rucksack packen, wann immer du irgendwo hingehst. Dies ist als Rucking bekannt.

Eine weitere wichtige Grundregel: Es muss dir Spaß machen und zu dir passen. Am wichtigsten ist, dass du regelmäßig Sport machst. Was für ein Sport genau, spielt nur eine untergeordnete Rolle. Es bringt nichts, wenn du dich für das optimale Fitnessprogramm entscheidest und dann nach einer Woche aufgibst, weil es dir überhaupt keinen Spaß macht.

Und zu guter Letzt: Versuche, so viel körperliche Aktivität wie möglich in deinen Alltag einzubauen. Falls du viel am PC arbeitest, könntest du dir z. B. einen Stehtisch zulegen und zumindest für einen Teil des Tages im Stehen arbeiten. Nimm so oft wie möglich die Treppen statt des Aufzugs und gehe kurze Strecken zu Fuß, statt mit dem Auto oder öffentlichen Verkehrsmitteln zu fahren. All diese Kleinigkeiten können auf lange Sicht einen großen Unterschied machen!

## Interview mit Tim Böttner: Praktische Tipps für mehr Bewegung im Alltag.

Teresa Arrieta von der Medumio Gesundheitsakademie hat für den Insulinresistenz Kongress den Health und Movement Coach Tim Böttner interviewt. Hier ein Ausschnitt des Interviews:

**Teresa Arrieta**: Erzähl doch jetzt bitte unseren Zuschauerinnen und Zuschauern, welche Rolle ganz genau eben…wenn ich jetzt meinen Blutzucker regulieren will oder wenn ich bereits eine Insulinresistenz Diagnose habe, wie soll ich mich dann bewegen, damit ich meinen Blutzucker besser in den Griff bekomme, besser regulieren kann?

**Tim Böttner**: Ja, das ist der erste Punkt natürlich, dass ich mich bewegen sollte. Ich muss mich erst mal bewegen. Das ist erst mal das Übergeordnete. Jede Bewegung ist besser als keine Bewegung. Voraussetzung für mich als Biomechaniker ist, dass ich mich insofern gut bewege, dass ich mich nicht verletze. Das sollte ganz klar sein. Wenn ich jetzt beginne, sofort Krafttraining zu machen, zu sprinten oder Fußball zu spielen und ich verletze mich, das ist natürlich das, was ich nicht machen sollte, weil logischerweise, wenn ich mich verletze, kann ich mich danach nicht mehr bewegen.

Also als erstes Credo, natürlich Bewegungsformen wählen, die ich sicher ausführen kann. Ja, und dann können wir ja zu verschiedenen

Bewegungsformen mehr sagen. Bewegen heißt doch einfach Spazierengehen. Spazierengehen ist super. Diese allgemeine Aktivität am Tag ist total wichtig. Zum Beispiel während wir jetzt hier sprechen, stehe ich zum Beispiel. Das heißt, ich sitze sehr, sehr selten. Ab und zu sitze ich auch mal, aber sehr selten.

Am Tag stehe ich ganz, ganz viel und ich bewege mich einfach auch viel. Ich hantiere viel mit den Händen und mein ganzer Körper bewegt sich dabei. Und das nennen wir ja auch Nicht-Trainings-Aktivität. Also ich trainiere ja offensichtlich gerade nicht, sondern ich lebe einfach. Aber ich gestalte meinen Alltag quasi so, dass ich mich allgemein viel bewege. Bevor wir zum jetzt zum Beispiel sprechen, habe ich ein Telefonat gehabt, da habe ich mir die Ohrhörer eingestöpselt und bin spazieren gegangen.

Man muss ja nicht sitzen zum Telefonieren, sondern ich kann ja auch gehen im Telefonieren. Ich habe Spazieren und Telefonieren und das ist ja spannend. Weil, wenn ich das eine Stunde am Tag mache, habe ich schon eine Stunde Spazieren und dabei habe ich eigentlich ja gearbeitet, telefoniert. Abgesehen davon arbeitet mein Gehirn dann auch besser. Und das ist so die erste große Säule. Wie kann ich mehr Bewegung in meinen Alltag bringen? Was ich noch gar nicht als Training verschreibe.

Das sind vielleicht diese magischen 10.000 Schritte, was eine ganz gute Idee ist. Und allgemein viel Stehen in variablen Positionen und damit bewege ich meinen Körper konstant. Und was wir dann eben verstehen müssen, ist, dass für diese Bewegung meine Muskeln sich ja bewegen müssen. Oder sagen wir also, die Muskeln bewegen sich oder wenn ich eben stehe, stabilisieren die Muskeln. Aber Fakt ist, ich brauche eine gewisse Form von Muskelspannung. Und damit die Muskeln Spannung erzeugen können, ganz logisch, brauche ich eben Glukose letztendlich. Und diese Glukose bekommen wir ja auch über den Blutzucker. Das heißt, wenn ich mich allgemein im Alltag mehr bewege, dann braucht mein Körper quasi den Blutzucker und dadurch reguliere ich mein Blutzucker automatisch, weil dafür ist er ja da. Also ich gebe meinem Körper das Signal: benutze den Blutzucker und damit senke ich ihn quasi auch. Das ist die erste, super wichtige Säule, die jeder oder jede umsetzen kann und sollte, bevor wir über die Themen Training sprechen.

**Teresa Arrieta**: Das heißt einfach einmal Bewegung in den Alltag einbauen. Das wäre sozusagen der erste Punkt. Na, was kann ich denn da alles tun? Also, ich kann mir eben ein Stehpult anschaffen, wenn ich viel am Computer sitze. Ich kann mir vielleicht auch, wenn ich schon sitze, dann könnte ich mir vielleicht so einen, wie heißt denn das? So einen Ball oder das würde ja auch schon die Muskeln aktivieren.

**Tim Böttner**: Zum Beispiel, wo ich aktiver sitze, oder wenn ich ein bisschen…genau, wenn ich aktiver sitze, zum Beispiel auf so einem Gymnastikball, wenn ich darauf sitze. Ist jetzt nicht der riesen Gamechanger, sage ich mal, aber wenn ich das viele Stunden am Tag mache, macht…man könnte sagen Kleinvieh auch Mist. Das summiert sich ja über Tage, Wochen, Stunden. Und auf dem Ball habe ich konstant mehr Spannung im Rumpf, in den Beinen und so habe ich konstant Muskeln aktiviert und konstant einen gewissen Verbrauch an Glukose.

**Teresa Arrieta**: Genau. Ich kann das Fahrrad nehmen. Ich kann das Auto…also ich kann schauen, dass ich mehr zu Fuß gehe, nicht? Das sind also die Basics sozusagen. Ich kann ja auch…ich habe schon, ich habe auch mit einer Firma, die diese Glukose Monitoren, diese Apps anbieten, gesprochen und die haben gesagt, bereits, wenn man auch nur aufräumt oder die Wäsche aufhängt…bereits auch so eine minimale Bewegung trägt schon zur Blutzuckerregulierung ein Stück bei.

Was mich schon gewundert hat, dass auch so eine minimale Bewegung dazu offensichtlich imstande ist. Was also bedeutet, auch wenn ich mir kleine Bewegungsabläufe bewusst in den Alltag einbaue, dass auch das unterstützend wirkt.

**Tim Böttner**: Ja, und ich habe das auch lange, lange gemessen. Letztendlich habe ich auch erstaunliche Effekte festgestellt, dass solche Kleinigkeiten so viel ausmachen. Das war ein konkretes Beispiel. Ich bin jetzt an meinem Rechner, vielleicht stehe ich sogar schon. Und dann? Wir wissen, wir sollten ausreichend trinken. Jetzt könnte ich diese Trinkflasche direkt neben mir stehen haben. Oder ich stell die Trinkflasche vielleicht am Ende des Raumes oder in meine Küche.

Und jedes Mal, wenn ich etwas trinken möchte, gehe ich kurz in die Küche und komme zurück. Dann, was ich noch machen könnte, wäre…Ich weiß, ab und zu muss ich an mein Handy gehen, weil ich auch etwas nachschauen muss. Vielleicht WhatsApp oder was auch immer. Das Handy muss ich aber nicht genau am Rechner liegen lassen, sondern ich kann es auch ein Stück weglegen.

Und das klingt vielleicht so ein bisschen lustig oder lächerlich. Aber jedes Mal, wenn ich das mache, gehe ich ein Stück, komme zurück und ich kann sogar so weit gehen, kann sagen ja, vielleicht lege ich das Handy auf Boden. Und jedes Mal gehe ich kurz zum Boden und stehe wieder auf. Wenn ich das 10, 20-Mal am Tag mache, habe ich ganz viele kleine Bewegungspausen, die jedes Mal meinen Körper aktivieren. Wenn wir uns das reflektieren, wie unser Arbeitsalltag, wenn wir am Rechner arbeiten aussieht, dann ist es quasi eigentlich so, dass wir am Rechner sind und die ganze Bewegung darin besteht, dass wir uns fünf Zentimeter nach rechts zur Wasserflasche bewegen, 15 Zentimeter nach links zum Handy bewegen und dann wieder in die Mitte, zum Rechner oder zu einem Buch und damit bewegen wir uns tatsächlich eigentlich gar nicht. Und das macht tatsächlich wirklich, wirklich viel aus.

**Teresa Arrieta**: Das sind wirklich tolle Tipps. Also das Handy mal am Boden oder das Handy oben in den Schrank, damit ich mich strecke, dass ich dann quasi raufreichen muss. Also so kann man sich selber, ja, kann man sich selber austricksen. Das finde ich ganz toll, ganz tolle Ideen, sehr gut. Das werde ich wirklich ausprobieren.

Tim Böttner ist holistischer Gesundheits- und Fitnesscoach, Sportwissenschaftler, diplomierter Ingenieur und Gründer von Think Flow Grow. Er verbindet moderne Wissenschaft, Biohacking, Erfahrung und Leidenschaft mit der Weisheit unserer Vorfahren und der Natur zu einem ganzheitlichen und integrativen Ansatz für selbstbestimmte Gesundheit und Fitness. Sein Ziel ist es, dir die Tools und Taktiken zu liefern, damit du wieder der Experte für deinen Körper und Geist wirst.

Webseite: https://thinkflowgrow.com/
Instagram: https://www.instagram.com/thinkflowgrow/
YouTube: https://www.youtube.com/user/Timaniac666

# Schlafoptimierung: Insulinresistenz im Schlaf besiegen

Ein gesunder Schlaf-wach-Rhythmus und erholsamer Schlaf haben bei Insulinresistenz eine große Bedeutung. Falls du nicht genug oder schlecht schläfst, solltest du deinen Schlaf so gut wie möglich optimieren.

Schlafmangel kann Insulinresistenz verursachen oder verstärken. Beispielsweise ist nach einer Woche mit weniger Schlaf als gewöhnlich die Insulinresistenz um ca. 30 % verstärkt.[89] Selbst eine einzelne Nacht mit Schlafmangel wirkt sich negativ auf die Insulinsensitivität am nächsten Tag aus.[90] Kommt dies nur gelegentlich vor, ist dies natürlich kein großes Problem. Spätestens nach ein paar Tagen, wenn man den Schlaf aufgeholt hat, ist die Insulinsensitivität wieder auf dem ursprünglichen Level. Kommt Schlaf dauerhaft zu kurz, kann dies einen großen Einfluss auf Insulinresistenz haben.

In diesem Kapitel erfährst du, woran du erkennst, ob du genügend schläfst und wie du deinen Schlaf verbessern kannst.

## Wie erholsam ist dein Schlaf?

Ob du ausreichend schläfst und deine Schlafqualität hoch ist, erkennst du vor allem daran, wie ausgeruht und fit du am nächsten Tag bist. Müdigkeit und Energiemangel können natürlich auch andere Ursachen haben (wie z. B. eine Erkrankung oder Nährstoffmängel), aber schlechter Schlaf ist eine häufige Ursache. Wenn du tagsüber keine Ermüdungserscheinungen hast und voller Energie bist, bekommst du mit hoher Wahrscheinlichkeit ausreichend Schlaf.

Falls du abends lange brauchst, um einzuschlafen (mehr als 30 Minuten) oder nachts wach wirst und dann lange wach liegst, gibt es Optimierungsbedarf.

Auch Schnarchen wirkt sich negativ auf die Schlafqualität aus. Beim Schnarchen wird der Körper nicht optimal mit Sauerstoff versorgt. Außerdem geht Schnarchen meist mit Atempausen einher (die nicht immer offensichtlich sind), in fortgeschrittenen Fällen spricht man von Schlafapnoe, was behandelt werden muss.

Schlafapnoe geht mit lautem Schnarchen einher und es kommt zu Atemaussetzern, die länger als 10 Sekunden anhalten können. Wenn der Körper den Sauerstoffmangel bzw. den Anstieg der Kohlendioxidkonzentration registriert, kommt es zu einem lauten, tiefen Luftholen. Diese langen Atempausen stellen einen großen Stressfaktor dar und es kommt zu einem Anstieg vom Stresshormon Cortisol. Die Schlafqualität leidet erheblich und Betroffene fühlen sich meist am nächsten Tag wie gerädert. Wie du bereits weißt, fördert ein hoher Cortisolspiegel Insulinresistenz. Deswegen ist es nicht verwunderlich, dass Schnarchen und Schlafapnoe stark mit Insulinresistenz assoziiert sind.[91, 92]

Falls du laut schnarchst, wird sich wahrscheinlich früher oder später jemand beschweren. Auch ein trockener Mund ist ein sicherer Hinweis auf Schnarchen.

# So verbesserst du deine Schlafqualität

Es gibt viele Möglichkeiten, die Schlafqualität zu verbessern.

### Sorge für Nasenatmung

Da wir gerade beim Thema Schnarchen waren, gehen wir auf diesen wichtigen Punkt als Erstes ein.

Viele Menschen Schnarchen vor allem, wenn sie auf dem Rücken oder Bauch liegen und schnarchen weniger, wenn sie auf der Seite liegen. Wenn du es gewohnt bist, in einer bestimmten Position zu schlafen, kann es allerdings sehr schwer sein, es sich abzugewöhnen.

Bei leichtem Schnarchen ist sogenanntes „Mouth Taping" oft sehr hilfreich.[93] Dabei handelt es sich um ein spezielles Pflaster, mit dem man sich nachts den Mund zuklebt. Dadurch wird man dazu animiert, durch die Nase zu atmen. Wenn man für eine Zeit lang mit Mouth Tape schläft, stehen die Chancen auch gut, dass sich der Körper an die Nasenatmung gewöhnt und man auch ohne Tape nicht mehr schnarcht. Allerdings funktioniert diese Methode nicht immer. Es kann auch passieren, dass man es trotz Tape immer noch schafft, durch den Mund zu atmen.[94]

Ist Mouth Taping gefährlich? Die größte Sorge ist wohl, dass man dabei nachts ersticken könnte. Diese Gefahr besteht jedoch nicht. Wenn du im Schlaf keine Luft mehr bekommst, wachst du auf. Die häufigste Nebenwirkung von Mouth Taping ist eine Hautirritation durch das Pflaster. Die Tapes, die speziell dafür entwickelt wurden, sind aber in der Regel sehr hautschonend.

Falls du nur leicht schnarchst, kann dir noch ein weiterer Tipp helfen: Und zwar solltest du versuchen, auch tagsüber bewusst durch die Nase statt den Mund zu atmen. Dein Mund sollte üblicherweise geschlossen sein, wenn du nicht gerade isst oder sprichst. Je mehr du dich tagsüber daran gewöhnst, durch die Nase zu atmen, desto eher wirst du auch nachts durch die Nase atmen.

Auch sogenannte Nasenpflaster können leichtes Schnarchen lindern. Die Pflaster werden an der Außenseite der Nase angebracht und sie ziehen leicht an den Nasenflügeln, sodass die Nase besser geöffnet ist und du leichter dadurch atmen kannst. Nasenpflaster kannst du auch nehmen, wenn deine Nase aufgrund einer Erkältung oder Allergie etwas verstopft ist.

Bei schwerem Schnarchen oder eindeutigen Atempausen werden dir die oben genannten Tipps allerdings nicht helfen können. In diesem Fall solltest du dich in einem Schlaflabor untersuchen lassen. Falls du schwere Atempausen hast, wirst du wahrscheinlich ein CPAP-Gerät benötigen. Dieses Gerät erzeugt einen Luftstrom mit Druck, wodurch die Atemwege geöffnet werden und man leichter atmen kann.

## Achte auf einen gesunden Schlaf-wach-Rhythmus

Ein gesunder Schlaf-wach-Rhythmus kann die Schlafqualität deutlich verbessern. Für einen gesunden Schlaf-wach-Rhythmus spielen viele Faktoren eine wichtige Rolle.

- Gehe möglichst jeden Tag ungefähr zur gleichen Zeit ins Bett und stehe in etwa zur gleichen Zeit auf (+/- eine Stunde).
- Gehe vor Mitternacht ins Bett.

- Versuche, dich täglich natürlichem Sonnenlicht auszusetzen, am besten in den frühen Morgenstunden und am späten Nachmittag oder frühen Abend vor Sonnenuntergang.
- Vermeide in der Stunde vor deiner regulären Schlafenszeit Computer, Smartphone, Fernsehen und ähnliche Geräte, insbesondere, wenn du Einschlafprobleme hast.
- Auch die Essenszeit sich auf den Schlaf-wach-Rhythmus aus. Nächtliches Essen solltest du unbedingt vermeiden und auch abends nicht zu spät essen. Spätestens drei Stunden vor der regulären Schlafenszeit solltest du deine letzte Mahlzeit beendet haben.

## Worauf du sonst noch achten solltest

- Kaffee und Koffein wirken sich negativ auf den Schlaf aus. In den Abendstunden solltest du keinen Kaffee mehr trinken, auch wenn dies keinen merklichen Effekt auf deinen Schlaf hat. Selbst wenn du problemlos einschlafen kannst, kann Kaffee die Schlafqualität verschlechtern. Manche Experten empfehlen sogar, 8-14 Stunden vor dem Schlafengehen keinen Kaffee mehr zu trinken.
- Auch alkoholische Getränke verschlechtern die Schlafqualität ungemein. Auch dies ist nicht immer offensichtlich, da Alkohol müde macht und man durch Alkohol oft schneller einschlafen kann. Alkohol hemmt jedoch REM-Schlaf (vor allem in der ersten Nachthälfte) und sorgt in der zweiten Nachthälfte dafür, dass man häufig aufwacht.[95]
- Wenn du nachts wach wirst (was normal ist) solltest du nach Möglichkeit kein Licht anmachen und nicht auf dein Smartphone gucken. Denn dadurch wird Melatonin abgebaut, was das Wiedereinschlafen erschweren und die Schlafqualität verschlechtern kann.
- Auch sollte das Zimmer, in dem du schläfst, möglichst dunkel sein. Vor allem künstliches Licht von elektronischen Geräten sollte vermieden werden.
- Die Temperatur hat ebenfalls einen Einfluss auf die Schlafqualität. Um einzuschlafen, muss die Körpertemperatur um ca. 1 °C fallen. Generell können kühlere Temperaturen (ca.

18 °C Raumtemperatur) die Schlafqualität verbessern. Aber natürlich solltest du auch nicht frieren.

- Nicht zuletzt können sich auch Lebensumstände, insbesondere Stress, auf den Schlaf auswirken. Dazu mehr im nächsten Kapitel zu Stressmanagement. In diesem Zusammenhang scheint das Adaptogen Ashwagandha sehr hilfreich zu sein. Die ayurvedische Heilpflanze wirkt beruhigend und stresslindernd. In einigen hochwertigen Studien konnte die Einnahme von Ashwagandha das Stresshormon Cortisol senken.[96-98] Deswegen ist es nicht verwunderlich, dass Ashwagandha sich auch positiv auf den Schlaf auszuwirken scheint. In dieser Hinsicht gibt es noch nicht allzu viel Forschung, aber in ersten hochwertigen Studien konnte Ashwagandha (600 mg täglich) sowohl die Einschlafzeit verkürzen als auch die Schlafqualität verbessern.[99-101]
Auch Magnesiumbisglycinat scheint die Einschlafzeit verkürzen zu können.[102, 103] Es sollte ca. 30-60 Minuten vor dem Schlafengehen eingenommen werden. Diese Magnesiumverbindung kann sich insbesondere bei schlechter Magnesiumversorgung positiv auf den Schlaf auswirken. Dies ist nicht verwunderlich, da Magnesiummangel mit Schlafstörungen assoziiert ist.[104] Ein Magnesiummangel ist stark verbreitet und gerade bei Insulinresistenz ist eine gute Versorgung mit Magnesium wichtig.

## Nickerchen bei Schlafproblemen

Viele Menschen bekommen nachts nicht genügend Schlaf. Das kann die verschiedensten Gründe haben. Häufige Ursachen sind Einschlaf- und Durchschlafprobleme, zu frühes Aufwachen oder Frühschicht.

Ein kurzes Nickerchen tagsüber ist eine gute Möglichkeit, nächtlichen Schlafmangel auszugleichen.[105] Es kann auch helfen, gesundheitlichen Problemen entgegenzuwirken, die durch regelmäßigen Schlafmangel entstehen können.

In letzter Zeit ist vor allem der sogenannte „Power Nap" populär geworden. Dabei handelt es sich um ein sehr kurzes Schläfchen, das in der Regel 10 – 20 Minuten dauert. Diese Länge ist ideal, da der Nap dann sehr erfrischend ist und viel Energie liefert. Sogar ein 4-minütiger Nap zeigt schon deutliche positive Effekte auf die Leistungsfähigkeit.

Längere Nickerchen sind im Arbeitsalltag nicht ideal, da sie erstens mehr Zeit einnehmen und man außerdem danach für einige Zeit schläfrig ist.

Viele Menschen mit nächtlichen Schlafproblemen schrecken vor Nickerchen zurück, da sie Angst haben, dadurch die Probleme zu verstärken. Was ist da dran?

Extensives Schlafen am Tag kann tatsächlich nächtliche Schlafprobleme verstärken oder sogar verursachen. Nickerchen bis zu 90 Minuten sind in der Regel unproblematisch, vor allem bei Schlafmangel. Du solltest allerdings darauf achten, dein Nickerchen nicht zu spät zu halten. Um frühen Nachmittag, also z. B. nach dem Mittagessen ist eine gute Uhrzeit. Vor allem, weil die meisten Menschen um diese Zeit natürlicherweise ein Tief haben und dann auch schnell einschlafen können.

## Schlaf-wach-Rhythmus bei Schichtarbeit

Bei Schichtarbeit ist es eine große Herausforderung, einen gesunden Schlaf-wach-Rhythmus zu haben. Durch ständig wechselnde Schlaf- und Wachzeiten muss sich der Körper ständig umstellen, wodurch die Schlafqualität stark leidet. Daher ist es nicht verwunderlich, dass Schichtarbeit das Risiko für viele Erkrankungen erhöht. Gut untersucht ist der Zusammenhang zwischen Schichtarbeit und Herz-Kreislauf-Krankheiten und Krebs.[106] Und Schichtarbeit scheint auch Insulinresistenz zu begünstigen.[107] Nicht verwunderlich, oder?

Was kannst du also tun, wenn du im Schichtsystem arbeitest?

Vor allem solltest du versuchen, so lange wie möglich in der gleichen Schicht zu bleiben, also möglichst lange am Stück zur gleichen Zeit schlafen bzw. wach sein. Mindestens 14 Tage am Stück im gleichen Rhythmus zu sein, ist empfehlenswert.

Wenn du alle paar Tage von einer zur anderen Schicht wechselst, ist dies eine extrem große Herausforderung für den Körper. Falls du zwischendurch ein paar Tage frei hast, solltest du nach Möglichkeit den Rhythmus beibehalten. Also zur gleichen Zeit aufstehen und Zubettgehen wie an Arbeitstagen. Ich verstehe, dass das für das Sozial- und Familienleben eine große Herausforderung sein kann, aber je seltener du deine Schlaf- und Wachzeiten änderst, desto besser.

Je nachdem, wo du arbeitest, ist es natürlich nicht möglich, für einen längeren Zeitraum in der gleichen Schicht zu bleiben. Aber falls du irgendwie die Möglichkeit hast, dich mit deinen Kollegen abzusprechen, um länger in der gleichen Schicht zu bleiben, solltest du das tun. Für deine Kollegen wäre das ja auch von Vorteil.

Außerdem kannst du durch das richtige Timing von Licht und Dunkel deinen Schlaf-wach-Rhythmus bei Schichtarbeit verbessern. Falls du zum Beispiel in der Nachtschicht arbeitest, wird für dich die Nacht zum Tag. Kurz nach dem Aufstehen und während der Arbeit für ausreichend Licht zu sorgen, hilft dir, wach zu werden und zu bleiben. Umgekehrt solltest du 1-2 Stunden vor dem Schlafengehen helles Licht bestmöglich meiden, auch Licht von Fernseher, Smartphone, Tablet usw. Der Schlafplatz sollte möglichst dunkel und ruhig sein, was den Schlaf tagsüber deutlich verbessern kann.

Wenn du Intervallfasten praktizierst, solltest du deine Essenszeiten nach deiner Arbeits- bzw. Wachzeit richten. Mach dir keine Gedanken über die Zahl der Fastenstunden bei Schichtwechsel. Hin und wieder länger oder kürzer fasten macht keinen Unterschied. Im Zweifel hörst du am besten auf dein Hungergefühl.

# Stressmanagement: ein nicht zu unterschätzender Faktor

Chronischer Stress ist ein wesentlicher Faktor, der zu Insulinresistenz beitragen kann.[108] Die Betonung liegt hier auf chronisch.

Stress lässt sich nicht vermeiden, ist in gewissem Maße normal und auch nicht bedenklich. Problematisch wird es jedoch, wenn Stress zum Dauerzustand wird.

Warum ist dauerhafter Stress so schädlich?

In einer Stresssituation werden Stresshormone ausgeschüttet, die unter anderem dafür sorgen, dass Zucker aus den Glykogenspeichern freigesetzt wird. Dies dient dazu, Energie zur Verfügung zu stellen, die benötigt wird, um die stressige Situation zu meistern. Die Stoffwechselrate steigt an und man gerät in einen Zustand mit erhöhter Leistungsfähigkeit.

Die Stresshormone senken aber auch gleichzeitig die Insulinsensitivität. Dadurch steht den Muskeln der Zucker zur Verfügung, der aus den Glykogenspeichern freigesetzt wird. Du erinnerst dich: Aktive Muskeln können auch ohne Insulin Zucker aus dem Blut aufnehmen.

In einer akuten Stresssituation ist diese Stressantwort die ideale Lösung: Es droht Gefahr, und wir wenden viel Energie auf, um die Gefahr zu bekämpfen. Dadurch wird der freigesetzte Zucker auch schnell verbraucht. Sobald die Gefahr vorüber ist, sinken die Stresshormone wieder, die Insulinsensitivität wird wieder hergestellt und alles ist wieder beim Alten.

Moderne Stresssituationen erfordern jedoch in der Regel nicht viel Muskelenergie. Stattdessen sind wir dauergestresst. Gründe dafür gibt es unzählige und sie sind sehr individuell: Eine nicht zu bewältigende E-Mail-Flut, Termindruck, finanzielle oder berufliche Sorgen und Ängste …

Dadurch kann es passieren, dass der Cortisolspiegel (Cortisol ist ein wichtiges Stresshormon) dauerhaft zu hoch ist, was Insulinresistenz verursachen oder verstärken kann.[109]

Darüber hinaus hat Stress auch indirekte negative Auswirkungen. So kann Stress die Schlafqualität beeinträchtigen und schlechte Ernährungsgewohnheiten fördern. Wenn wir gestresst sind, haben wir eher Heißhunger auf Fast Food oder Süßigkeiten und haben zudem nicht die Energie, etwas Gesundes zu kochen. Auch nehmen wir uns keine Zeit für Sport und andere Dinge, die uns guttun, wenn wir uns gestresst fühlen.

## Stressfaktoren in Angriff nehmen

Falls chronischer Stress ein großes Thema für dich ist, wird dir dieses Buch keine komplette Lösung dafür liefern können. Es soll dir jedoch bewusst machen, wie wichtig es für deine Gesundheit ist, chronischen Stress in den Griff zu bekommen.

Außerdem findest du hier einige Lösungsansätze, die du weiterverfolgen solltest, falls sie auf dich zutreffen.

Zunächst solltest du die größten Stressfaktoren so gut wie möglich identifizieren. Hierbei kann es helfen, sie schwarz auf weiß auf einen Zettel zu schreiben. Dies können die unterschiedlichsten Dinge sein, wie z. B. dein cholerischer Chef, deine Wohnsituation, Krankheit in der Familie usw.

Überlege dann, welche Lösungsansätze es für diese Probleme gibt und was du kurz- und langfristig tun kannst, um diese Probleme in den Griff zu bekommen. Die meisten Probleme werden sich wahrscheinlich nicht sofort lösen lassen. Es kann aber schon helfen, Lösungsansätze auszuarbeiten und einen Plan zu haben, wie man die Situation verbessern kann.

## Techniken zur Stressreduktion

Es gibt auch einige Techniken, die dir helfen können, mit stressigen Situationen entspannter umzugehen. Oftmals ist Stress eine Einstellungssache und wir machen ihn uns selbst.

- Sorge für erholsamen **Schlaf**: Schlafmangel ist einerseits selbst ein wesentlicher Stressfaktor und erschwert andererseits den Umgang mit Stress. Wenn du ausgeschlafen bist, fällt es dir hingegen deutlich leichter, Stress in den Griff zu bekommen. Ich weiß, es ist ein Teufelskreis: Stress sorgt für schlechten Schlaf und mangelnder Schlaf verstärkt wiederum Stress.[110] Dies ist noch ein Grund mehr, Schlafprobleme ernst zu nehmen und erholsamen Schlaf zur Priorität zu machen.

- Treibe regelmäßig **Sport**: Ja, ich weiß, an einem stressigen Tag hast du keine Zeit für Sport und wenn du noch ins Fitnessstudio musst, bedeutet das noch mehr Stress. Aber langfristig hilft dir Sport, Stresshormone zu senken und besser mit Stress umzugehen.[111] Unter anderem, weil er sich positiv auf deinen Schlaf auswirken kann.

- Pflege deine **sozialen Kontakte**: In stressigen Zeiten denken wir oft, dass wir keine Zeit haben, unsere Freunde zu treffen. Aber diese sozialen Kontakte sind enorm wichtig fürs emotionale Wohlbefinden und können dir auch helfen, Stress besser zu bewältigen.[112] Mit engen Vertrauten über Sorgen, Ängste und andere Stressfaktoren zu sprechen, kann auch schon helfen, Stress zu reduzieren.

- Nimm dir Zeit für **Meditation, Yoga oder andere Entspannungstechniken**. Meditation und Atemtechniken werden oft mit Esoterik gleichgesetzt. Tatsächlich gibt es jedoch für deren entspannungsfördernde Wirkung gute wissenschaftliche Nachweise.[113] Sowohl Meditation als auch bestimmte Atemtechniken können das sympathische Nervensystem nachweislich herunterfahren und das parasympathische Nervensystem aktivieren. Das sympathische Nervensystem ist der anregende, leistungsfördernde Teil des Nervensystems, das parasympathische ist hingegen der beruhigende Teil, der für Ruhe sorgt.

**Tipp**: Eine Atemtechnik hat sich in Bezug auf Stressreduktion als besonders wirksam erwiesen. Die Rede ist vom sogenannten physiologischen Seufzen, von dem der Neurowissenschaftler Professor Andrew Hubermann von der Stanford University oft berichtet: Beim physiologischen Seufzen atmet man einmal fast vollständig ein und atmet für eine maximale Einatmung nochmals kurz ein. Dann atmet man langsam vollständig aus. Diese Atemtechnik sorgt dafür, dass eine große Menge Kohlendioxid ausgeatmet wird. Eine zu hohe Kohlendioxidkonzentration im Blut fördert Stress. Durch den physiologischen Seufzer erreichen Sauerstoff und Kohlendioxid wieder ein gesundes Gleichgewicht, wodurch das Stressempfinden nachlässt.

Der physiologische Seufzer eignet sich gut in akuten Stresssituationen, z. B. kurz vor einer wichtigen Präsentation.

Aber auch bei chronischem Stress kann das physiologische Seufzen helfen. Hier ist es besonders effektiv, wenn es täglich angewendet wird. In einer Studie haben die Probanden einen Monat lang das physiologische Seufzen für fünf Minuten täglich praktiziert. Die Auswirkungen des physiologischen Seufzens wurden mit Meditation und zwei weiteren Atemtechniken verglichen. Im Vergleich konnte das physiologische Seufzen Stress besser reduzieren als die anderen Ansätze. Auch die allgemeine Stimmung verbesserte sich signifikant.[114]

## Interview mit Ruth Biallowons und Corinna van der Eerden: Ganzheitliche Therapie von Insulinresistenz

Teresa Arrieta von der Medumio Gesundheitsakademie hat für den Insulinresistenz Kongress Ruth Biallowons (Fachärztin für Allgemeinmedizin und Naturheilverfahren) und Corinna van der Eerden (Applied Functional Medicine Certified Practitioner und Functional Medicine Certified Health Coach) interviewt. Hier ein Ausschnitt des Interviews:

**Teresa Arrieta:** Dann lasst uns doch da ein bisschen in den Bereich der Problemtherapie gehen. Wie würdet ihr jetzt, jetzt bin ich eine übergewichtige Frau mit Bauchfett oder vielleicht sogar eine schlanke Frau mit Bauchfett? Ich sage, ich habe einen erhöhten Homa Index. Wie gehe ich dann weiter vor?

**Ruth Biallowons:** Also, grundsätzlich wäre ja erst mal spannend, überhaupt heraus-, über den Menschen herauszufinden, wie sein Leben aussieht. Also, wie viel Stress hat er, wie viel bewegt er sich und wie seine Ernährung ausschaut. Das heißt, man arbeitet dabei zum Beispiel mit Ernährungsprotokollen, lässt die Sachen mal in eine App eintragen oder einfach mal protokollieren, um herauszufinden, was essen die Leute denn eigentlich so über den Tag?

Und auch das sichtbar zu machen oder dafür ein Gespür zu bekommen. Weil viele Leute sind ja der Annahme, sie ernähren sich eigentlich gesund. Also wenn, wenn ich frage, wie ernähren Sie sich? Dann sagen die: gesund. So. Und dann ist immer die Frage: Was heißt denn für Sie jetzt individuell gesund? Weil wenn du jetzt zum Beispiel den ganzen Tag Obst essen als Snack und als Zwischenmahlzeit, und das enthält sehr viel Fruchtzucker, was auch wieder Einfluss auf den Insulinspiegel hat, dann ist zwar das Obst an sich, würde man sagen, ein gesundes Lebensmittel, aber in dem Falle nicht mehr gesund.

Und die Frage ist dann, individualisiert: Was braucht diese einzelne Person, die da sitzt, jetzt mal generell für die Ernährung oder für das Leben, um all diese Sachen, die wir gerade besprochen haben, positiv zu beeinflussen?

**Teresa Arrieta:** Einer der Punkte ist dann eben dieses, das Blutzuckermanagement unter Anführungszeichen. Also, ihr habt jetzt gerade gesagt, Fruktose wäre zum Beispiel nicht gut. Also, das heißt, ich würde eben schauen, wie esse ich. Wie würdest du da weiter vorgehen?

**Corinna van der Eerden:** Also, die Sache ist, dass man tatsächlich, wenn man den Blutzucker anschaut, und das ist ja eigentlich das Spannende, merkt, dass der Blutzucker und der ganze Körper eben nicht nur beeinflusst ist durch die Nahrung. Das ist natürlich superrelevant. Und der erste Punkt, auf den man guckt und so wie die Ruth sagt, ist eben nur weil die Menschen das Gefühl haben, sie würden gesund essen, gesund, nicht immer blutzuckerstabilisierend, das sind zwei unterschiedliche, oder das können zwei unterschiedliche Dinge sein. Und dann geht es aber eben auch auf die anderen Einflussfaktoren, die den Blutzucker eben beeinflussen, wie eben Stress, wie Bewegung, wie Sport und wie Entzündung im Körper. Und im Endeffekt geht es wirklich dann um ein ganzheitliches Bild und man muss sich dann anschauen, wie reguliert die Person, in dem Moment jetzt gerade, und an welcher Stelle kann man unterstützen, dass die Regulation besser stattfindet. Über die Ernährung, über den Schlaf, über das Bewegungsverhalten, über das Stressmanagement, über entsprechende Nährstoffe, die vorhanden sein müssen, damit überhaupt Blutzuckermanagement möglich ist, damit der Körper überhaupt den Zucker aus der Bahn schaffen kann und mit den entsprechenden Makronährstoffen, die man ihnen gibt, optimal arbeiten kann. Und so wird da eben ein ganz ganzheitliches Bild draus, wo die Leute auf der einen Seite natürlich viel zu tun haben, auf der anderen Seite aber viele Ansatzpunkte haben, an denen sie sich helfen können. Nicht jeder ist bereit, alles zu ändern, aber alles, was wir ändern, kann helfen, damit wir dem Ziel einen Schritt näherkommen.

**Ruth Biallowons:** Und grundsätzlich kann man ja Tools oder Dinge nutzen, um das Ganze sichtbar zu machen. Also wir arbeiten ja dann auch relativ gerne mit diesen Blutzuckersensoren, die man sozusagen sich wie so ein Pflaster auf den Arm patscht. Die halten 14 Tage und dann kann man quasi für sich selber herausfinden, was passiert denn eigentlich, wenn ich jetzt immer annehme, ich esse ein gesundes Porridge, morgens ein leckeres Porridge mit Haferflocken mit Obst?

Ja, was passiert denn dann eigentlich mit meinem Blutzuckerspiegel, wenn ich das esse? Steigt der dann wahnsinnig rasant in die Höhe und fällt danach rasant wieder in den Keller ab? Und bin ich danach müde? Ja, dann kann ich ja quasi für mich selber eine Achtsamkeit schaffen oder auch ein Protokoll erstellen und herausfinden: Wie geht's mir denn dann? Wenn ich mich immer wundere, dass ich nach dem Frühstück immer total müde bin, dann muss ja da irgendwas passieren, was mir die Energie wegnimmt.

Und wenn ich etwas esse, was mir eigentlich Energie geben soll, mich aber total müde macht, kann man vielleicht sehen, dass nach dem Frühstück der Blutzuckerspiegel in den Keller rauscht, also hochschießt durch das Essen, was ich esse und dann rasant abfällt und dann quasi das Tief kommt, wo ich wieder was essen möchte. Und das machen wir ganz häufig auch unbewusst.

Also, das heißt, man snackt dann was. Ja, dann geht man hier vorbei, dann bietet der Kollege einem noch den Keks an und dann kommt der, dann kommt das Mittagessen, dann esse ich da noch ein Stück Kuchen hinterher. Und so weiter. Das sind ja ganz viele Dinge, die wir vielleicht sogar sehr unbewusst tun. Also nicht, um uns absichtlich zu schaden, sondern das hat sich halt so eingeschlichen.

Und das, was wir wissen, ist, dass der Körper Phasen braucht, in denen man nichts zu Essen reintut, damit er am Ende in dieser Zeit halt

Zucker verbrennen, Zucker verbrauchen, und dann auch irgendwann mal fett Stoffwechsel machen kann. Hoffentlich zumindest. Wäre gut.

**Corinna van der Eerden:** Dann wären wir metabolisch flexibel.

**Ruth Biallowons:** Das ist genau das Ziel, genau. Also eine Mahlzeitenfrequenz-Kontrolle könnte noch eine gute Idee sein. Also, dass man sagt, ich esse nur noch zwei Mahlzeiten am Tag, oder wenn ich das noch nicht so gut schaffe, drei Mahlzeiten, oder ich lege mal eine längere Fastenperiode ein. Dieses intermittierende Fasten ist für viele Leute ganz, ganz hilfreich.

Aber auch da bitte immer langsam beginnen. Man muss nicht gleich mit 24 Stunden Dauerfasten beginnen, sondern kann da auch erst mal mit zehn Stunden oder zwölf oder vierzehn Stunden über Nacht nichts essen. Das versuchen, und einfach mal beobachten: Wie geht's mir denn eigentlich nach meinen Mahlzeiten, wenn ich was esse? Geht es mir dann gut? Bin ich energetisch oder bin ich halt total schlapp und müde und habe mein Mittagstief und muss mich dann eigentlich quasi am liebsten hinlegen?

Das ist dann natürlich ein Zeichen, dass es vielleicht nicht so Stoffwechsel…für den Stoffwechsel nicht so gut war, was ich da gegessen habe.

**Teresa Arrieta:** Also, ich habe so einen Patch am Arm gehabt, vierzehn Tage. Es gibt noch ein Interview mit Hello Inside, das ist ja so eine Firma, die die Interpretation dieser Blutzuckerkurven anbietet. Und es war bei mir an den meisten Tagen eigentlich sehr ruhig, die Kurve. Ich weiß nicht, anscheinend kann ich, habe ich da…eine gute Wahl, guten Blutzucker, es war einfach oft eine relativ gerade Linie und auch in der Nacht ist der Blutzucker nie stark abgefallen und untertags war es also um die 109 bis zu 110.

Also, ihr könnt euch das Interview dann ja auch anschauen und man sieht auch eingeblendet meine Blutzuckerkurve. Allerdings, was zu bemerken war, dass zum Beispiel einmal habe ich, da war ich sehr hungrig, und habe zwei Marillen gegessen, vor dem Essen, und das war eigentlich ein größerer Spike, also der Ausschlag der Blutzuckerkurve, als zum Beispiel, als ich einmal während des Spaziergangs so Schnitten…so österreichische Haselnussschnitten gegessen hab. Ja, also das will ich jetzt nur kurz berichten, dass zum Beispiel ein Mensch wie ich, ich konnte einfach sehen, dass mein Blutzucker anscheinend recht ruhig ist und ich da scheinbar wenig Probleme hab, unter Anführungszeichen.

**Corinna van der Eerden:** Das ist doch auch was Gutes. Also, es muss ja nicht jeder, nicht jeder, der Symptome hat, hat ein Problem mit der Blutzuckerregulation.

Ganz häufig tatsächlich sehen wir das. Also ich würde sagen, ein Großteil der Leute, die zu uns kommen, sehe ich Störungen in der Regulation und auch zum Großteil wirklich ganz deutliche. Aber das muss nicht sein. Man kann, man kann auch viele…wir haben ja auch schon mehrfach geredet über solche Sachen wie Schilddrüse und so was. Also, gibt es ja schon auch andere Mechanismen. Aber auf den Punkt mit den Marillen…Marillen sind die gelben, diese Pflaumen, oder?

**Teresa Arrieta:** Aprikosen, entschuldigung.

**Ruth Biallowons:** Lecker! Ja, die finde ich auch lecker.

**Corinna van der Eerden:** Aber halt Obst. Und ich habe ein ähnliches Erlebnis gehabt mit Kokoswasser. Also, das ist wirklich, und das erzähle ich immer wieder total gerne, weil ich habe jahrelang meinen Kunden empfohlen, Kokoswasser zu trinken, weil es eben ganz niedrigen Zuckergehalt hat und natürlich ist und schön gut Elektrolyte ausgleicht und so was. Und dann hatte ich auch meinen Blutzuckermesser am Arm und habe auf nüchternen Magen letztes Jahr im Sommer Kokoswasser so einen Null-Dreier Tetrapack getrunken und mein Blutzucker ist dermaßen eskaliert, das war schlimmer, als wenn ich eine Tafel Schokolade esse. Also ich kann eine Tafel Schokolade…manchmal passiert mir das also, dann esse ich die auch mal, aber das ist nicht so schlimm, wie wenn ich dieses Kokoswasser trinke. Und die Sache ist einfach, dass das so schnell kommt. Also dieses Kokoswasser, da ist kaum Fett drin, da ist nichts anderes, nur das bisschen Zucker. Aber dieser Zucker auf den nüchternen Magen kann schon eine extreme, einen extremen Ausschlag verursachen, und dementsprechend ist das einfach ein spannendes Experiment.

Auch wenn man gut reguliert, finde ich es immer wertvoll, das zu sehen. Und was ich jedem ans Herz legen kann, ist auch wirklich mal auf die Blutzuckerregulation über Nacht zu schauen. Weil, ich sehe es ganz häufig, dass die Leute über Tag noch gut reagieren, regulieren über Nacht aber miserabel. Und das ist einfach ein wunderbares Zeichen, ohne dass man jetzt anfängt, mit großen Cortisolanalysen und Tests zu sehen, dass die Stressachse nicht gut funktioniert, dass wir nicht mehr gut über Cortisol regulieren können. Und dann wissen wir auch wieder, was wir machen können. Und dementsprechend ist es einfach, ist es ein super Tool, um ganz, ganz viele Insights zu bekommen.

Ruth Biallowons ist Fachärztin für Allgemeinmedizin und eine der führenden Ärztinnen auf dem Gebiet der funktionellen und ganzheitlichen Medizin in Deutschland. Ihre Passion für einen gesunden Lebensstil hat sie nun zusammen mit Corinna van der Eerden in ein digitales Lifestyle-Change-Programm (Brilliant Essentials) verwandelt, was vielen Menschen dabei helfen wird, zum einen Klarheit in das Wirrwarr auf dem Gesundheitsmarkt zu bringen und zum anderen relativ einfach ihren Lebensstil zu verändern.

Webseite: https://www.ganzheitliche-medizin-oberkassel.de/

Corinna van der Eerden ist zertifizierter Functional Medicine Certified Health Coach sowie erste Applied Functional Medicine Certified Practitioner (SAFM) in Deutschland. Corinna ist eine bekannte Sprecherin und Referentin, unterrichtet an verschiedenen medizinischen Akademien zu Themen der Funktionellen Medizin und ist für die Firma DNAlife zuständig für das Training der Therapeuten im Bereich DNA-Analyse/Epigenetik.

Webseite:
https://mailchi.mp/familyfoodcoach/corinnavandereerden

# Umsetzung: Maßnahmen Schritt-für-Schritt realisieren

Du hast jetzt sehr viel über Insulinresistenz gelernt und jetzt geht es endlich an die Umsetzung! In diesem Kapitel erfährst du, wie und in welcher Reihenfolge du die einzelnen Maßnahmen umsetzen solltest.
Los geht's!

## 1. Istzustand bestimmen und Fortschritt dokumentieren

Zunächst einmal solltest du feststellen, wo du stehst. Dadurch lässt sich auch der Fortschritt leicht dokumentieren und du siehst, wie gut die einzelnen Maßnahmen für dich funktionieren.

Die detaillierte Dokumentation deiner Symptome hilft dir auch zu sehen, welche Maßnahmen für dich besonders wichtig sind. Wenn du beispielsweise einige Stunden nach einer Mahlzeit starke Unterzuckerungssymptome hast, ist dies ein Hinweis darauf, dass dein Insulinspiegel nach den Mahlzeiten zu stark ansteigt. Dann solltest du also besonders stark darauf achten, deinen Blutzucker- und Insulinspiegel bei den Mahlzeiten möglichst niedrig zu halten.

### Was heute zu tun ist

- Miss deinen Bauchumfang in Höhe des Bauchnabels.
- Wiege dich.
- Dokumentiere dein Essen (entweder ein Foto machen oder aufschreiben, was du gegessen hast, inklusive Uhrzeit).

- Schreibe auf, wie es dir nach dem Essen geht: Bist du satt geworden, bist du müde oder munter?
- Hast du einige Zeit nach dem Essen Heißhunger auf was Süßes oder Unterzuckerungssymptome?
- Schreibe auf, wie du schläfst: Schläfst du schnell ein, wirst du nachts wach (wegen Hunger?) und fühlst du dich am nächsten Morgen ausgeschlafen? Hast du den ganzen Tag über Energie (ein kleines Mittagstief ist normal)?

Deinen Bauchumfang solltest du wöchentlich messen. Wiegen kannst du dich täglich, aber in dem Fall musst du dich darauf einstellen, dass es natürliche Gewichtsschwankungen gibt, die nichts über deinen Fettanteil oder deinen Erfolg aussagen. Falls du dazu neigst, dich wegen kleinen Schwankungen verrückt zu machen, solltest du dich besser nur ein Mal die Woche wiegen. Das Wiegen und Messen sollte am besten beides morgens kurz nach dem Aufstehen erfolgen.

Die restlichen Dinge solltest du täglich dokumentieren.

Hier findest du eine Excel-Vorlage, in der du alles eintragen kannst.

(Fotokamera deines Smartphones über den QR-Code halten, um die Webseite zu besuchen.)

## Beim nächsten Arztbesuch

Wenn du das nächste Mal zum Arzt gehst, solltest du folgende Werte bestimmen lassen. Falls dein Hausarzt einige Tests nicht anbietet, solltest du dich an einen Diabetologen wenden.

- Triglyceride
- HDL-Cholesterin
- Nüchternblutzucker
- HbA1c

- Nüchterninsulin
- HOMA-Index (wird mithilfe von Nüchternblutzucker und -insulin berechnet)
- ApoB
- Blutdruck
- CRP
- Evtl. oraler Glukosetoleranztest mit Insulin (sinnvoll, aber sehr aufwendig und nicht alle Ärzte bieten es an)

Einige Werte solltest du beim Arzt auch regelmäßig überprüfen lassen. Nüchternblutzucker, Triglyceride, HDL-Cholesterin und CRP sind Standardtests, die in der Regel von der Krankenkasse übernommen werden. Auch der Blutdruck sollte bei jedem Arztbesuch gemessen werden. Falls der HOMA-Index, der Nüchterninsulin-Wert, der ApoB und der HbA1c beim ersten Test zu hoch waren, solltest du auch diese Werte regelmäßig überprüfen lassen.

Du kannst deinen Arzt auch fragen, ob er dir einen kontinuierlichen Glukosemonitor verschreiben kann. Bei Diabetes werden die Kosten in der Regel von der Krankenkasse erstattet. Bei Insulinresistenz ohne Diabetes-Diagnose stehen die Chancen aber leider eher schlecht.

## Woran musst du arbeiten?

Bei den Ursachen von Insulinresistenz ist dir vermutlich schon aufgefallen, welche Sachen auf dich zutreffen. Hier noch einmal die wichtigsten Punkte:

- Ernährung: Was du isst, wann und wie oft
- Sport: Wie viel bewegst du dich im Alltag und wie oft die Woche machst du Sport?
- Wie viel Stress hast du?
- Wie ist deine Schlafqualität?

Konzentriere dich auf deine größten Baustellen. Wenn du z. B. keine Schlafprobleme hast und jeden Morgen erholt aufwachst, kannst du diesen Punkt wahrscheinlich ignorieren.

# 2. Mahlzeitenoptimierung

Ernährung ist ein Punkt, den du bei Insulinresistenz nicht ignorieren kannst. Selbst wenn du denkst, dass du dich schon sehr gesund ernährst: Deine Ernährung ist höchstwahrscheinlich nicht optimal. Sonst wärst du höchstwahrscheinlich nicht insulinresistent.

Die einfachste Möglichkeit herauszufinden, wo bei der Ernährung Optimierungsbedarf besteht, ist mithilfe eines CGMs. Ich kann es nicht oft genug wiederholen: Menschen reagieren sehr individuell auf Lebensmittel und mit pauschalen Ernährungsempfehlungen kommt man meist nicht weit. Wenn du in Echtzeit siehst, was bestimmte Lebensmittel und Lebensmittelkombinationen mit deinem Blutzucker machen, lernst du unglaublich viel über dich und deinen Körper. Und es motiviert auch unheimlich dazu, die Essensgewohnheiten anzupassen und Blutzuckerspitzen zu vermeiden.

Wenn dein Arzt dir einen CGM verschreibt, wird er dir einen CGM empfehlen und du wirst Informationen zur Anwendung dazu bekommen.

Falls du dir selbst einen CGM besorgst, kann ich dir den Freestyle Libre 3 empfehlen. Den Freestyle Libre 3 kannst du ohne Rezept online bestellen. Den Sensor kannst du mit deinem Smartphone verbinden, sodass du deinen Blutzucker in Echtzeit (mit minimaler Zeitverzögerung) verfolgen kannst.

<u>Hier findest du den Freestyle Libre 3</u>

Du kannst deine Ernährung auch ohne CGM verbessern, aber es ist nicht ganz so einfach. In diesem Fall musst du besonders gut darauf achten, wie verschiedene Lebensmittel auf dich wirken, um daraus lernen zu können.

## Optimierung der Ernährung mithilfe eines CGMs

Ein Sensor hält für 2 Wochen. Du kannst also 14 Tage lang deinen Blutzucker beobachten. Um aus dieser Zeit möglichst viel rauszuholen, solltest du so viel wie möglich ausprobieren.

In dieser Zeit wirst du lernen, wie dein Blutzucker auf verschiedene Lebensmittel- und Lebensmittelkombinationen reagiert und wie du deinen Blutzucker- (und Insulinspiegel) möglichst stabil halten kannst. Bei Insulinresistenz ist es nicht notwendig, dauerhaft einen CGM zu tragen (bei Diabetes Typ 2 ist es hingegen sinnvoll). Du wirst aber sehen, wie unglaublich wertvoll das Wissen ist, das du innerhalb dieser 2 Wochen gewinnst und es kann sinnvoll sein, in Zukunft noch mal einen CGM zu tragen, um noch weitere Sachen auszuprobieren.

Eine kleine Vorwarnung: Diese zwei Wochen werden kulinarisch gesehen nicht besonders aufregend. Du wirst jeden Tag fast das Gleiche essen – mit kleinen Modifikationen. Aber nur so kannst du viel lernen. Sehe dich einfach als Wissenschaftler, der an sich selbst experimentiert.

Im Gegenzug wirst du sehen, dass selbst kleine Veränderungen einen großen Unterschied machen können und dass du deine Ernährung wahrscheinlich nicht völlig auf den Kopf stellen musst, um deine Insulinresistenz zu verbessern.

Wichtig ist, während der zwei Wochen wirklich genau zu dokumentieren, was du wann gegessen hast. Nur so kannst du im Nachhinein nachvollziehen, wie sich was auf deinen Blutzucker ausgewirkt hat.

Die Blutzuckerkurven kannst du dir als Screenshot abspeichern. In der App kannst du auch Notizen machen und festhalten, was du wann gegessen hast. Zusätzlich solltest du aber auch Fotos machen.

Hier findest du eine Excel-Tabelle, in der du alles übersichtlich zusammenfassen kannst.

(Fotokamera deines Smartphones über den QR-Code halten, um die Webseite zu besuchen.)

Die Reihenfolge der einzelnen Tage ist nur ein Vorschlag. Du kannst die einzelnen Sachen auch in einer anderen Reihenfolge ausprobieren, wenn es besser für dich passt.

**Anmerkung**: Die Blutzuckermessung mittels CGM ist nicht so genau, wie wenn du mit einem herkömmlichen Messgerät den

Blutzucker misst. Das ist darauf zurückzuführen, dass der CGM nicht im Blut, sondern im Gewebe misst. Die Messung im Gewebe gibt Aufschluss über den Blutzucker, ist aber nicht ganz exakt. Falls du ein Blutzuckermessgerät verwendest, wirst du wahrscheinlich Unterschiede bemerken.

Die Ungenauigkeit liegt vor allem bei den absoluten Werten. Das bedeutet, dass der CGM-Sensor vielleicht einen Blutzucker von 90 mg/dl bei dir misst, obwohl er in Wirklichkeit bei 95 mg/dl liegt. Dies ist allerdings kein Problem, weil es bei der CGM-Messung vor allem darum geht, Blutzuckerschwankungen zu messen. Auch wenn die absoluten Werte nicht korrekt sind, misst der CGM aber trotzdem, ob der Blutzucker stabil ist oder ob er steigt oder sinkt (und wie stark er steigt oder sinkt).

**Tipp**: Auch wenn Intervallfasten erst im nächsten Schritt dran ist, solltest du trotzdem versuchen, dich auf 3 Mahlzeiten täglich (maximal 4) zu beschränken und auf Snacks und Zwischenmahlzeiten zu verzichten. Das erleichtert die Dokumentation und auch die Interpretation der Ergebnisse.

### 1. und 2. Tag

Den Sensor bringst du am besten am 1. Tag morgens an.

An diesen beiden Tagen solltest du essen, was du sonst auch isst. Gerne auch dein Lieblingsessen. Versuche nicht, dein Essen gesünder als sonst zu gestalten, das ist nicht Sinn der Sache. Idealerweise solltest du an diesen beiden Tagen das Gleiche essen. Grund dafür ist, dass der Sensor am 1 Tag noch kalibriert und noch nicht so genau misst. Tag 2 ist also der erste Tag mit aussagekräftigen Daten.

#### Interpretation der Daten

Gucke dir am Ende des zweiten Tages die Blutzuckerkurve genau an:

- Wie stark ist der Blutzucker nach den Mahlzeiten angestiegen?
- Wie hoch ist der Blutzucker morgens?
- Wie hat sich der Blutzucker zwischen den Mahlzeiten verhalten (zum Beispiel beim Sport)?

Versuche, dann, die Blutzuckerschwankungen zu verstehen. Bist du von einigen Ergebnissen überrascht? Enthielten die Mahlzeiten mit dem stärksten Anstieg viele Kohlenhydrate?

### 3. Tag

Am dritten Tag isst du das Gleiche wie am zweiten Tag, aber in einer anderen Reihenfolge (ich habe dich gewarnt, dass es kulinarisch etwas öde werden kann). Und zwar isst du die Kohlenhydrate zuletzt. Falls z. B. eine Mahlzeit aus Kartoffeln mit Fleisch und Gemüse bestand, isst du zuerst das Fleisch und das Gemüse und die Kartoffeln zuletzt.

Falls es bei dir zum Frühstück Brot mit Käse gab, isst du zuerst den Käse und dann das Brot. Ich weiß, das schmeckt nicht besonders gut. Denke nur immer daran, warum du es tust 😊

Falls in deinem Essen alles zusammengemischt ist und nicht getrennt werden kann, überspringst du diesen Tag und gehst zum Programm von Tag 4.

#### Interpretation der Daten

Gucke dir die Blutzuckerkurve wieder genau an. Gibt es Unterschiede zum Vortag?

### 4. Tag

An diesem Tag versuchst du, die Mahlzeiten, nach denen dein Blutzucker stark angestiegen ist, zu optimieren, indem du eine Vorspeise hinzufügst. Du kannst es bei allen Mahlzeiten anwenden, aber der Fokus liegt bei den Mahlzeiten, bei denen der Blutzucker über 30 mg/dl angestiegen ist. Sollte dein Blutzucker bei keiner Mahlzeit so stark angestiegen sein, fokussierst du dich auf die Mahlzeit mit dem stärksten Anstieg.

Die Vorspeise kannst du frei wählen, aber es sollte etwas sein, was keinen starken Einfluss auf den Blutzucker hat.

Ein paar Beispiele:

- 1 kleiner Salat (am besten mit Essig im Dressing)
- Etwas Sauerkraut
- Gedünstetes oder gegrilltes Gemüse oder Rohkost
- Eine Handvoll Beeren
- 1 Suppe, evtl. mit einem Schuss Essig (ohne Nudeln, Kartoffeln oder Brot, auch Tomatensuppe kann einen starken Effekt auf den Blutzucker haben). Gut geeignet ist eine Linsensuppe oder Gemüsesuppe.

Du isst also das Gleiche, was du an Tag 2 gegessen hast (möglichst zu den gleichen Uhrzeiten) mit dem einzigen Unterschied, dass du zu jeder Mahlzeit eine kleine Vorspeise hinzufügst. Die Vorspeise wird wahrscheinlich auch einen gewissen Sättigungseffekt haben, der je nach Vorspeise größer oder kleiner ausfällt. Die Hauptmahlzeit kann dann dementsprechend etwas kleiner ausfallen, sodass du angenehm satt bist, dich aber nicht überisst.

*Interpretation der Daten*

Gucke dir die Blutzuckerkurve wieder genau an. Gibt es Unterschiede zum Vortag?

## 5. Tag

Auch heute geht es wieder um Vorspeisen, allerdings solltest du heute fett- und eiweißhaltige Vorspeisen wählen. Am besten wieder vor jeder Mahlzeit, aber mit Fokus auf den Mahlzeiten, die den stärksten Blutzuckeranstieg verursacht haben.

Ein paar Beispiele:

- 1 Handvoll Nüsse
- Mozzarella mit Tomaten
- Ein paar Würfel Käse, evtl. mit ein paar Oliven
- 1 halbe Avocado
- 1 oder 2 hart gekochte Eier

Auch hier gilt wieder: Die Vorspeise wird wahrscheinlich einen Sättigungseffekt haben, sodass die Hauptmahlzeit etwas kleiner ausfallen darf als am 2. Tag.

Alternativ kannst du auch einer Mahlzeit Eiweiß hinzufügen oder den Eiweißanteil der Mahlzeit erhöhen. Ein Beispiel anhand Nudeln mit Tomatensoße: Du fügst der Soße Hackfleisch hinzu und isst dafür etwas weniger Nudeln. Oder bei Nudeln Bolognese nimmst du mehr Soße (die Hackfleisch enthält) und dafür weniger Nudeln.

*Interpretation der Daten*

Wie haben sich das Eiweiß auf die Blutzuckerkurve ausgewirkt? Hatte das zusätzliche Eiweiß evtl. bei den eiweißarmen Mahlzeiten den stärksten Effekt?

## 6. Tag

Gute Nachrichten, heute gibt es etwas Süßes! Wähle dazu einfach eine Süßigkeit, die du sonst hin und wieder isst: Ein Stück Kuchen, etwas Schokolade, ein Pudding…ganz egal. Ja, das ist nicht gesund und wird eventuell eine Blutzuckerspitze verursachen. Wenn du das einmalig machst, hat das langfristig keine Auswirkungen. Es hilft dir aber zu verstehen, wie es sich auf deinen Blutzucker auswirkt.

Es gibt nur 1 Regel: Die Süßigkeit solltest du möglichst auf leerem Magen essen. Also nicht direkt nach dem Essen, sondern mit ein paar Stunden Abstand.

Und eine weitere gute Nachricht: Falls du das Essen der ersten fünf Tage schon nicht mehr sehen kannst, kannst du heute ruhig etwas anderes Essen. Denn heute geht es nur um die Auswirkung der Süßigkeit auf den Blutzucker. Aber Achtung: morgen wirst du noch mal das Gleiche essen 😊

Falls du etwas Süßes schon als Nachtisch irgendwo im Tagesplan hast, kannst du es einfach zeitlich verschieben, sodass es passt und Tag 7 überspringen.

Falls du sowieso nie Süßigkeiten isst, weil du sie nicht magst, kannst du diesen Tag natürlich auch auslassen.

### Interpretation der Daten

Wie stark hat sich die Süßigkeit auf deinen Blutzucker ausgewirkt? So stark wie erwartet oder war der Anstieg eher gering?

## 7. Tag

Heute isst du das Gleiche wie an Tag 6, aber du isst die Süßigkeit als Nachtisch, direkt nach dem Essen.

Falls die Süßigkeit von Tag 6 wider Erwarten kaum einen Einfluss auf den Blutzucker hatte, kannst du diesen Tag auch überspringen. Oder du probierst eine andere Süßigkeit aus.

### Interpretation der Daten

Wie ist die Auswirkung der Süßigkeit auf den Blutzucker im Vergleich zu Tag 6?

## 8. Tag

Heute solltest du Weißmehl durch Vollkorn ersetzen. Falls du bisher Weißmehlbrot gefrühstückt hast, solltest du also stattdessen Vollkornbrot nehmen. Oder statt normalen Nudeln Vollkornnudeln. Falls du kein Getreide in deinem Speiseplan hast, kannst du diesen Tag auslassen.

*Interpretation der Daten*

Macht Vollkorn im Vergleich zu Weißmehl einen Unterschied im Blutzuckeranstieg?

## 9. Tag

Heute legst du nach dem Essen einen kleinen Spaziergang ein. Idealerweise nach allen Mahlzeiten, aber auf jeden Fall nach den Mahlzeiten, die einen großen Einfluss auf den Blutzucker haben. Falls du dich nach den Mahlzeiten sowieso schon körperlich betätigst, kannst du es auch umkehrt machen: Du setzt dich auf die Couch und guckst, was für einen Unterschied es macht.

*Interpretation der Daten*

Wie wirkt sich der Spaziergang auf den Blutzuckeranstieg aus?

## 10. Tag

Heute geht es um die Uhrzeit der Mahlzeiten, vor allem beim Abendessen. Iss dein Abendessen ca. zwei Stunden später als sonst. Da die Insulinsensitivität gegen Ende des Tages nachlässt, ist es wahrscheinlich, dass sich dies stärker auf deinen Blutzucker auswirkt. Du kannst auch die Uhrzeit der anderen Mahlzeiten etwas verschieben, falls es sich anbietet.

Falls dein reguläres Abendessen schon sehr spät ist, kannst du stattdessen auch zwei Stunden früher essen.

*Interpretation der Daten*

Wie ist der Blutzuckeranstieg im Vergleich zur früheren Uhrzeit? Wie ist der Blutzucker in der Nacht? Hat die Uhrzeit Auswirkungen auf den Schlaf?

## 11. Tag

Am heutigen Tag solltest du mehrere Maßnahmen kombinieren. Am besten diejenigen, die bei dir den stärksten Effekt hatten.

Falls beispielsweise die Vorspeisen den größten Effekt hatten, kannst du beide Vorspeisen kombinieren. Vielleicht Salat mit ein paar Nüssen? Oder etwas Rohkost mit Käse und Oliven? Und hinterher machst du noch einen kleinen Spaziergang, falls das bei dir einen positiven Effekt hatte. Wie viele Maßnahmen du kombinierst, ist dir überlassen. Du kannst auch gerne die Sachen wählen, die du am ehesten langfristig umsetzen würdest.

Hat die Kombination noch einen stärkeren Effekt auf den Blutzucker als die einzelnen Maßnahmen allein?

## 12. und 13. Tag

Diese beiden Tage sind Jokertage. Hier kannst du zusätzliche Sachen ausprobieren. Vielleicht eine weitere Vorspeise? Eine andere Lieblingsmahlzeit? Oder auch gerne eine Maßnahme, die nicht vorgegeben ist.

An diesen Tagen kannst du auch Sachen wiederholen, bei denen du Ergebnisse hattest, die du dir nicht erklären kannst. Viele Umstände können den Blutzucker beeinflussen, die sich nicht immer nachvollziehen lassen.

## 14. Tag

Am letzten Tag kannst du auch noch Sachen ausprobieren, aber du solltest damit rechnen, dass die Ergebnisse nicht mehr verlässlich sind. Der Sensor lässt am letzten Tag stark nach. Das ist zumindest meine Erfahrung mit dem Freestyle Libre 3.

**Tipp**: Falls du mal eine Nacht sehr schlecht oder wenig schläfst, kann dies große Auswirkungen auf deinen Blutzucker am nächsten Tag haben. Am besten isst du dann am darauffolgenden Tag (nach einer hoffentlich erholsamen Nacht) noch einmal das Gleiche. So kannst du sehen, wie stark sich Schlafmangel auf deinen Blutzucker auswirkt.

## Mahlzeitenoptimierung ohne CGM

Dieses Programm ist für dich, falls du dich gegen einen CGM entscheidest oder es erst mal ohne ausprobieren möchtest. Hier geht es vor allem darum, genau zu dokumentieren, wie einzelne Mahlzeiten auf dich wirken.

- Bist du nach dem Essen müde oder energiegeladen?
- Bist du ausgeglichen oder leicht reizbar?
- Wie lange bist du nach dem Essen satt?
- Bekommst du einige Zeit nach dem Essen Heißhunger auf etwas Süßes?
- Hast du Unterzuckerungssymptome?
- Wie gut schläfst du?
- Wie fühlst du dich am nächsten Morgen?

Hier kannst du die gleichen Sachen ausprobieren wie bei dem Programm mit CGM. Aber natürlich bist du hier nicht auf zwei Wochen beschränkt. Du kannst viel mehr ausprobieren und verschiedene Mahlzeiten optimieren. Am besten machst du es dir zur Gewohnheit, eine Zeit lang alles zu dokumentieren.

Je besser du alles dokumentierst, desto besser lernst du, welches Essen dir guttut. Je besser du dich fühlst, desto stabiler ist höchstwahrscheinlich dein Blutzucker- und Insulinspiegel. Natürlich gibt es auch noch andere Faktoren beim Essen, die sich auf die obige Liste auswirken können, wie zum Beispiel Nährstoffgehalt und Geschmack. Du kannst dadurch also auch lernen, welche Lebensmittel dir allgemein guttun.

Selbst wenn du einen CGM verwendest, kannst du diese Dinge dokumentieren. Je mehr du darüber lernst, wie Essen dich beeinflusst, desto besser wird es dir bald gehen!

Hier findest du eine Tabelle, in der du alles dokumentieren kannst.

(Fotokamera deines Smartphones über den QR-Code halten, um die Webseite zu besuchen.)

**Wichtig**: Du hast mittlerweile wahrscheinlich gelernt, dass Essen einen großen Einfluss darauf hat, wie du dich fühlst, ob du Unterzuckerungssymptome hast und ob du Heißhunger auf etwas Süßes hast.

Dadurch ist dir vielleicht auch klar geworden, dass Heißhunger nichts mit Willensschwäche zu tun hat, sondern eine normale physiologische Reaktion des Körpers ist. Anstatt dir Vorwürfe zu machen, wenn du Heißhunger hast (und dem nachgibst), solltest du eher nach der Ursache suchen. Überlege, was du an diesem Tag bisher gegessen hast. Bist du vielleicht bei der letzten Mahlzeit nicht satt geworden? Fehlte Eiweiß? Hast du etwas gegessen, was deinen

Blutzucker in die Höhe schießen ließ? Hattest du einen stressigen Tag auf der Arbeit oder hast schlecht geschlafen?

Je besser du die Ursachen deines Heißhungers verstehst, desto besser kannst du ihn in Zukunft vermeiden.

## Solltest du dich Low Carb ernähren?

Falls du eine stark fortgeschrittene Insulinresistenz und eine geringe Toleranz für Kohlenhydrate hast, dann sind die Maßnahmen, die du ausprobiert hast, vermutlich nicht ausreichen. Das erkennst du daran, dass dein Blutzucker trotz der Maßnahmen noch mehr als 30 mg/dl nach einer Mahlzeit ansteigt. Oder dass du trotz der Maßnahmen nach dem Essen sehr müde bist und Unterzuckerungssymptome und Heißhunger hast.

Ist das der Fall, solltest du die Kohlenhydrate in deiner Ernährung stark reduzieren, dich also Low Carb ernähren.

Hier findest du eine Low Carb Lebensmittelliste.

(Fotokamera deines Smartphones über den QR-Code halten, um die Webseite zu besuchen.)

Auf meiner Webseite findest du auch zahlreiche Low Carb Rezepte.

Hier findest du einen 7-tägigen Low Carb Plan mit 3 Mahlzeiten täglich (oder ein 2-wöchiger Plan, falls du nur jeden 2. Tag isst, also Intervallfasten 10in2 praktizierst).

Hier findest du einen 2-wöchigen Low Carb Plan mit 2 Mahlzeiten täglich: Frühstück und Mittagessen (z. B. zum 16/8-Intervallfasten geeignet).

Hier findest du einen 2-wöchigen Low Carb Plan mit 2 Mahlzeiten täglich: Mittag- und Abendessen (z. B. zum 16/8-Intervallfasten geeignet).

# 3. Optimierung der Essenszeiten und Intervallfasten

Jetzt geht es darum, deine Essenszeiten zu optimieren und regelmäßig für längere Essenspausen zu sorgen. Stichpunkt Intervallfasten. Du erinnerst dich: in den Essenspausen geht der Körper an die Energiereserven, und dein Blutzucker- und Insulinspiegel sind für viele Stunden niedrig. Dadurch kannst du deiner Insulinresistenz sehr effektiv entgegenwirken.

Aber auch hier gilt: Es gibt keine pauschalen Empfehlungen. Du musst selbst herausfinden, welcher Essensrhythmus für dich der richtige ist. Aber natürlich helfe ich dir dabei 😊

Bei der Mahlzeitenoptimierung (mit oder ohne CGM) solltest du gelernt haben, wie du deinen Blutzucker bei den Mahlzeiten stabil halten kannst. Dadurch solltest du Unterzuckerungssymptome und Heißhunger vermeiden können oder zumindest besser in den Griff bekommen. Dadurch wird es dir deutlich leichter fallen, längere Essenspausen einzuhalten und vielleicht sogar nur 2 Mahlzeiten zu essen!

Welcher Essensrhythmus und welche Intervallfastenmethode für dich die richtige ist, hängt von vielen Faktoren ab:

- Deinem jetzigen Essensrhythmus: Falls du bisher in kurzen Abständen viele Mahlzeiten zu dir genommen hast, solltest du mit kurzen Fastenzeiten anfangen.

- Deinem Alltag und deinem Sozialleben: dein Essensrhythmus muss zu dir passen.

- Grad der Insulinresistenz: Wenn deine Insulinresistenz sehr weit fortgeschritten ist, wird du wahrscheinlich mit längeren Fastenzeiten schneller Erfolge erzielen.

- Gewicht: Falls du sehr viel Gewicht zu verlieren hast, wirst du mit längeren Fastenzeiten dein Ziel schneller erreichen.

- Und natürlich auch davon, wie leicht dir längere Essenspausen fallen. Es ist normal, dass Intervallfasten bei Insulinresistenz nicht leichtfällt, vor allem zu Beginn. Aber auf die Dauer gesehen sollte Intervallfasten keine Qual sein – im Gegenteil.

# 1. Schritt: Finde die richtige Uhrzeit für deine erste Mahlzeit.

Zunächst solltest du entscheiden, um wie viel Uhr du deine erste Mahlzeit isst. Falls du zu den Leuten gehörst, die morgens überhaupt keinen Hunger haben, solltest du auf jeden Fall warten, bis du Hunger bekommst. Es macht keinen Sinn zu essen, wenn dir nicht danach ist.

Falls du den CGM ausprobiert hast, hast du vielleicht auch gesehen, dass dein Blutzucker morgens erhöht ist (Dawn-Phänomen). Am besten isst du erst dann, wenn er etwas heruntergekommen ist.

**Anmerkung**: Falls du morgens Medikamente nimmst, die mit einer Mahlzeit genommen werden müssen, frag bitte deinen Arzt, ob du sie auch etwas später nehmen kannst. Ansonsten nimmst du deine Medikamente morgens früh mit dem Frühstück, wie ärztlich verordnet.

Falls du schon morgens früh Hunger bekommst und normalerweise sofort nach dem Aufstehen isst, solltest du versuchen, mindestens eine Stunde mit dem Frühstück zu warten.

## 2. Schritt: Verzichte auf Snacks und Zwischenmahlzeiten.

Bei der Mahlzeitenoptimierung hast du dir hoffentlich schon angewöhnt, auf Snacks und Zwischenmahlzeiten zu verzichten. Du solltest versuchen, dich auf drei Hauptmahlzeiten täglich zu beschränken. Falls dir das am Anfang schwerfällt, kannst du auch zunächst 4 Mahlzeiten essen und später auf 3 Mahlzeiten reduzieren.

Falls dir selbst das schwerfällt, ein paar Tipps:

- Stelle sicher, dass du dich bei den Mahlzeiten satt isst. Sonst fällt es schwer, längere Zeit nichts zu essen.
- Füge deinen Mahlzeiten etwas Fett hinzu. Fett verzögert die Magenentleerung, wodurch du länger satt bleibst.
- Versuche, deinen Blutzucker mit den im vorherigen Teil beschriebenen Maßnahmen noch stabiler zu halten.
- Reduziere die Kohlenhydrate und stelle deine Ernährung eventuell auf Low Carb um.

Und noch eine weitere Regel: Nimm deine letzte Mahlzeit nicht zu spät ein. Ca. 3 Stunden vor deiner regulären Schlafenszeit sollte du nichts mehr essen. Mit dem CGM (falls du ihn verwendet hast), wirst du wahrscheinlich gesehen haben, dass dies einen großen Unterschied machen kann. Und auch die Schlafqualität kann sich deutlich verbessern, wenn du nicht zu spät isst.

Die Chancen stehen sehr gut, dass du selbst mit 3 Mahlzeiten täglich schon sehr gute Erfolge erzielen wirst. Vor allem, wenn du es schaffst, deinen Blutzucker- und Insulinspiegel stabil zu halten. Und ja, selbst das zählt als Intervallfasten. Solange du einen Essenszeitraum von 12 Stunden nicht überschreitest, bist du mindestens beim 12/12-Intervallfasten!

### 3. Schritt: Entscheide, ob du noch länger fasten möchtest

Jetzt stellt sich die Frage, ob du noch länger fasten möchtest. Das ist sehr individuell und lässt sich nicht pauschal beantworten. Wenn du mit 3 Mahlzeiten täglich gut zurechtkommst und du mit deinen Erfolgen zufrieden bist, kannst du dabei bleiben. Denk dran: Es geht darum, die Methode zu finden, die zu dir passt und die du langfristig mühelos umsetzen kannst.

Falls du das Gefühl hast, dass du problemlos noch länger fasten könntest, kannst du das probieren. Dann kannst du auf zwei Mahlzeiten täglich umstellen. In der Regel lässt du dann entweder das Frühstück oder das Abendessen ausfallen und kommst dadurch auf eine nächtliche Fastenzeit von ca. 14 bis 18 Stunden. Du landest also beim 14/10-, 16/8- oder 18/6-Fasten.

Du kannst aber auch das Mittagessen ausfallen lassen, falls dies deinen Bedürfnissen und deinem Tagesablauf entgegenkommt.

Es gibt auch Fastenzeiten, bei denen du länger als 24 Stunden fastest. Dazu gehören z. B. die 10in2-Methode, bei der du nur jeden 2. Tag isst. Oder das 5:2-Fasten, bei dem du an zwei Tagen in der Woche fastest. Dabei handelt es sich um fortgeschrittene Intervallfasten-Methoden, an die du dich erst wagen solltest, wenn du bereits einige Fastenerfahrung gesammelt hast. Falls du unter fortgeschrittener Insulinresistenz leidest oder Medikamente einnimmst, solltest du auf jeden Fall mit deinem Arzt sprechen, bevor du so lange fastest.

**Wichtiger Hinweis:** Falls du beim Intervallfasten eindeutige Unterzuckerungssymptome wie Zittern, Schwindel und Schweißausbrüche bemerkst, musst du auf jeden Fall sofort etwas essen. Denn eine Unterzuckerung ist gefährlich. Falls dieses Problem trotz Mahlzeitenoptimierung regelmäßig auftritt, ist Intervallfasten für dich wahrscheinlich nicht geeignet.

## 4. Sport

Es ist schwer zu sagen, was bei Insulinresistenz wichtiger ist: die richtige Ernährung oder genügend körperliche Aktivität. Die Antwort hängt davon ab, wen man fragt. Aber eins steht fest: Beides hat einen außerordentlich großen Einfluss auf die Insulinsensitivität. Das Thema Sport solltest du also genauso ernst nehmen wie Ernährung.

Ob und wie viel Verbesserungsbedarf besteht, hängt natürlich davon ab, wie sportlich aktiv du schon bist.

Generell gilt:

- Versuche, im Alltag so viel Bewegung wie möglich einzubauen. Nimm die Treppe statt des Aufzugs und gehe zu Fuß, anstatt mit dem Auto zu fahren, wenn es möglich ist.
- Du solltest wöchentlich 150 Minuten aerobes Training anstreben (z. B. Joggen, Schwimmen oder Radfahren).
- Du solltest 2-mal wöchentlich intensives Training (z. B. HIIT) oder Krafttraining praktizieren.

Aber mache dich wegen der Einzelheiten nicht verrückt. Am wichtigsten ist, dass du überhaupt körperlich aktiv bist. Falls dir beispielsweise Krafttraining nicht zusagt, dann mache einfach das, was dir am meisten Spaß macht.

## 5. Schlafoptimierung

Dieser Teil ist für dich vor allem dann relevant, wenn dein Schlaf nicht erholsam ist oder du keinen guten Schlaf-Wach-Rhythmus hast.

Idealerweise solltest du

- Jeden Tag in etwa zur gleichen Zeit aufstehen und ins Bett gehen (+/- 1 Stunde)
- Mindestens 3 Stunden vor der regulären Schlafenszeit nichts mehr essen

- Am nächsten Morgen ausgeruht aufwachen und dich tagsüber fit fühlen (ein kleines Mittagstief ist normal)

Ein stabiler Blutzucker und regelmäßige Essenszeiten ohne Essen am späten Abend sollten sich schon positiv auf deinen Schlaf auswirken. Solltest du trotzdem noch Schlafprobleme haben, ist jetzt ein guter Zeitpunkt, sie in Angriff zu nehmen.

Hierzu liest du am besten noch mal das Kapitel zur Schlafoptimierung in Ruhe durch und arbeitest an den Punkten, bei denen Verbesserungsbedarf besteht.

## 6. Stressmanagement

Falls zu viel Stress für dich ein großes Thema ist, solltest du auch daran arbeiten. Am besten parallel zur Schlafoptimierung, da Stress und Schlaf Hand-in-Hand gehen.

Was hier genau zu tun ist, hängt natürlich stark von deiner individuellen Situation und der Art des Stresses ab, der du ausgesetzt bist. Aber ich möchte dir ans Herz legen, das Thema ernst zu nehmen, da es einen großen Einfluss auf deine Gesundheit und deine Insulinresistenz haben kann.

Falls du großen chronischen Stressfaktoren ausgesetzt bist, solltest du versuchen, sie so gut wie möglich zu beseitigen (ich weiß, das ist meist leichter gesagt als getan).

Außerdem können dir ein stabiler Blutzucker, sportliche Aktivität, ein gesunder Tag-Wach-Rhythmus und erholsamer Schlaf helfen, besser mit Stress umzugehen. Zusätzlich können Stresstechniken wie Meditation, Atemübungen und Yoga hilfreich sein.

# Abschließende Worte

Herzlichen Glückwunsch! Wenn du bis hierhin gelesen hast, weißt du, wie du deine Insulinresistenz bestmöglich in den Griff bekommen kannst. Nun ist es an dir, aktiv zu werden. Vielleicht hast du während des Lesens schon angefangen, das ein oder andere umzusetzen.

Ich möchte dir aber ans Herz lesen, die einzelnen Punkte wirklich Schritt für Schritt durchzugehen. Eine gesunde Ernährung, mit der du deinen Blutzucker stabil halten kann, bietet die Grundlage. Ausreichende körperliche Aktivität ist ein weiteres unglaublich wichtiges Puzzleteil. Wenn du dann noch für erholsamen Schlaf sorgst und Stress unter Kontrolle bringst, hast du die mit Abstand größten Ursachen von Insulinresistenz beseitigt.

Es liegt mir sehr viel daran, dass du deine Insulinresistenz rückgängig machst und dadurch deine Gesundheit verbesserst. Auf meiner Webseite https://cleveressen.info/ veröffentliche ich regelmäßig neue Beiträge zum Thema Insulinresistenz. Du findest dort auch viele Rezepte, die bei Insulinresistenz sehr gut geeignet sind. Außerdem findest du dort sehr viele Informationen zu Intervallfasten – eine, wie du jetzt weißt, sehr wirkungsvolle Methode bei Insulinresistenz.

Falls du weitere Hilfe benötigst oder Fragen hast, die in diesem Buch oder auf meiner Webseite nicht beantwortet werden, kannst du mich gerne unter der E-Mail-Adresse sarah@cleveressen.info persönlich kontaktieren.

# Literaturverzeichnis


1.  Araujo, J., J. Cai, and J. Stevens, *Prevalence of Optimal Metabolic Health in American Adults: National Health and Nutrition Examination Survey 2009-2016.* Metab Syndr Relat Disord, 2019. **17**(1): p. 46-52.
2.  Neuhauser, H., R. Kuhnert, and S. Born, *12-Month prevalence of hypertension in Germany.* J Health Monit, 2017. **2**(1): p. 51-57.
3.  Zhou, M.S., A. Wang, and H. Yu, *Link between insulin resistance and hypertension: What is the evidence from evolutionary biology?* Diabetol Metab Syndr, 2014. **6**(1): p. 12.
4.  *Diabetes in Zahlen.* 2022  [cited 2023 19.08.2023]; Available from: https://www.diabetesde.org/ueber_diabetes/was_ist_diabetes /diabetes_in_zahlen
5.  Roser, H.R.a.F.S.a.M. *Causes of death.* 2018; Available from: https://ourworldindata.org/causes-of-death.
6.  *Cardiovascular disease.* 2022; Available from: https://my.clevelandclinic.org/health/diseases/21493-cardiovascular-disease.
7.  Adeva-Andany, M.M., et al., *Insulin resistance is a cardiovascular risk factor in humans.* Diabetes Metab Syndr, 2019. **13**(2): p. 1449-1455.
8.  Kraft, J.R. and W.H. Wehrmacher, *Diabetes--a silent disorder.* Compr Ther, 2009. **35**(3-4): p. 155-9.
9.  Kraft, J.R., *Diabetes Epidemic & You.* 2008: Trafford Publishing.
10. *Otto Warburg.* [cited 2023 19.08.2023]; Available from: https://www.nobelprize.org/prizes/medicine/1931/warburg/bio graphical/.

11. Pascale, R.M., et al., *The Warburg Effect 97 Years after Its Discovery.* Cancers (Basel), 2020. **12**(10).

12. Goodwin, P.J., et al., *Fasting insulin and outcome in early-stage breast cancer: results of a prospective cohort study.* J Clin Oncol, 2002. **20**(1): p. 42-51.

13. Papa, V., et al., *Elevated insulin receptor content in human breast cancer.* J Clin Invest, 1990. **86**(5): p. 1503-10.

14. Hsing, A.W., et al., *Insulin resistance and prostate cancer risk.* J Natl Cancer Inst, 2003. **95**(1): p. 67-71.

15. Trevisan, M., et al., *Markers of insulin resistance and colorectal cancer mortality.* Cancer Epidemiol Biomarkers Prev, 2001. **10**(9): p. 937-41.

16. Chen, J., et al., *Insulin resistance and risk of chronic kidney disease in nondiabetic US adults.* J Am Soc Nephrol, 2003. **14**(2): p. 469-77.

17. Janoutova, J., et al., *Is Alzheimer's disease a type 3 diabetes? A review.* Cent Eur J Public Health, 2022. **30**(3): p. 139-143.

18. Song, J., et al., *Association between risk factors for vascular dementia and adiponectin.* Biomed Res Int, 2014. **2014**: p. 261672.

19. Hong, C.T., et al., *Insulin Resistance Promotes Parkinson's Disease through Aberrant Expression of alpha-Synuclein, Mitochondrial Dysfunction, and Deregulation of the Polo-Like Kinase 2 Signaling.* Cells, 2020. **9**(3).

20. Kumar, B., et al., *Autophagic Dysfunction in Dementia: Scope for Development of Potential Remedies.* CNS Neurol Disord Drug Targets, 2021. **20**(8): p. 704-722.

21. Liu, J. and L. Li, *Targeting Autophagy for the Treatment of Alzheimer's Disease: Challenges and Opportunities.* Front Mol Neurosci, 2019. **12**: p. 203.

22. Wang, W., et al., *Autophagy in vascular dementia and natural products with autophagy regulating activity.* Pharmacol Res, 2021. **170**: p. 105756.

23. Menikdiwela, K.R., et al., *Autophagy in metabolic syndrome: breaking the wheel by targeting the renin-angiotensin system.* Cell Death Dis, 2020. **11**(2): p. 87.

24. Bhattacharya, D., et al., *Is autophagy associated with diabetes mellitus and its complications? A review.* EXCLI J, 2018. **17**: p. 709-720.

25.  Grote, C.W. and D.E. Wright, *A Role for Insulin in Diabetic Neuropathy.* Front Neurosci, 2016. **10**: p. 581.

26.  Brands, M.W. and M.M. Manhiani, *Sodium-retaining effect of insulin in diabetes.* Am J Physiol Regul Integr Comp Physiol, 2012. **303**(11): p. R1101-9.

27.  Daniel, P.M., et al., *The effect of insulin upon the influx of tryptophan into the brain of the rabbit.* J Physiol, 1981. **312**: p. 551-62.

28.  Cangiano, C., et al., *On the stimulation by insulin of tryptophan transport across the blood-brain barrier.* Biochem Int, 1983. **7**(5): p. 617-27.

29.  Pahwa, R., A. Goyal, and I. Jialal, *Chronic Inflammation*, in *StatPearls.* 2023: Treasure Island (FL).

30.  Huang, P.L., *A comprehensive definition for metabolic syndrome.* Dis Model Mech, 2009. **2**(5-6): p. 231-7.

31.  Tamega Ade, A., et al., *[Association between skin tags and insulin resistance].* An Bras Dermatol, 2010. **85**(1): p. 25-31.

32.  Rasquin, L.I., C. Anastasopoulou, and J.V. Mayrin, *Polycystic Ovarian Disease*, in *StatPearls.* 2023: Treasure Island (FL).

33.  Amisi, C.A., *Markers of insulin resistance in Polycystic ovary syndrome women: An update.* World J Diabetes, 2022. **13**(3): p. 129-149.

34.  Chen, S., et al., *Insulin resistance is an independent determinate of ED in young adult men.* PLoS One, 2013. **8**(12): p. e83951.

35.  Kaya, E., S.C. Sikka, and S. Gur, *A comprehensive review of metabolic syndrome affecting erectile dysfunction.* J Sex Med, 2015. **12**(4): p. 856-75.

36.  Ranzenberger, L. *Insulinresistenz erkennen.* 2023  [cited 2023 23.08.2023];  Available  from: https://www.bioscientia.de/gesundheitsthemen/insulinresistenz-erkennen/.

37.  *OGTT mit Insulin/Glucose/C-Peptid.* 2023  [cited 2023 23.08.2023];  Available  from: https://www.bioscientia.info/diagnostik-app/de/funktionsteste/ogtt-mit-insulinglucosec-peptid/?leistung_nr=10460.

38.  *Intaktes Proinsulin - ein Marker für die Insulinresistenz nicht nur bei Typ-2-Diabetes.* 2023  [cited 2023 23.08.2023]; Available from: https://www.imd-

berlin.de/fachinformationen/diagnostikinformationen/intaktes-proinsulin.

39. Chen, H., et al., *QUICKI is a useful index of insulin sensitivity in subjects with hypertension.* Am J Physiol Endocrinol Metab, 2003. **284**(4): p. E804-12.

40. Stange, R., et al., *Therapeutic fasting in patients with metabolic syndrome and impaired insulin resistance.* Forsch Komplementmed, 2013. **20**(6): p. 421-6.

41. Jakubowicz, D., et al., *Reduction in Glycated Hemoglobin and Daily Insulin Dose Alongside Circadian Clock Upregulation in Patients With Type 2 Diabetes Consuming a Three-Meal Diet: A Randomized Clinical Trial.* Diabetes Care, 2019. **42**(12): p. 2171-2180.

42. Harvie, M.N., et al., *The effects of intermittent or continuous energy restriction on weight loss and metabolic disease risk markers: a randomized trial in young overweight women.* International Journal of Obesity, 2011. **35**(5): p. 714-727.

43. Harvie, M., et al., *The effect of intermittent energy and carbohydrate restrictionv. daily energy restriction on weight loss and metabolic disease risk markers in overweight women.* British Journal of Nutrition, 2013. **110**(8): p. 1534-1547.

44. Wilkinson, M.J., et al., *Ten-Hour Time-Restricted Eating Reduces Weight, Blood Pressure, and Atherogenic Lipids in Patients with Metabolic Syndrome.* Cell Metab, 2020. **31**(1): p. 92-104 e5.

45. Gabel, K., et al., *Effects of 8-hour time restricted feeding on body weight and metabolic disease risk factors in obese adults: A pilot study.* Nutr Healthy Aging, 2018. **4**(4): p. 345-353.

46. Klempel, M.C., C.M. Kroeger, and K.A. Varady, *Alternate day fasting (ADF) with a high-fat diet produces similar weight loss and cardio-protection as ADF with a low-fat diet.* Metabolism, 2013. **62**(1): p. 137-43.

47. Sutton, E.F., et al., *Early Time-Restricted Feeding Improves Insulin Sensitivity, Blood Pressure, and Oxidative Stress Even without Weight Loss in Men with Prediabetes.* Cell Metab, 2018. **27**(6): p. 1212-1221 e3.

48. Varady, K.A., et al., *Short-term modified alternate-day fasting: a novel dietary strategy for weight loss and cardioprotection in obese adults.* Am J Clin Nutr, 2009. **90**(5): p. 1138-43.

49.    Varady, K.A., et al., *Alternate day fasting for weight loss in normal weight and overweight subjects: a randomized controlled trial.* Nutr J, 2013. **12**(1): p. 146.

50.    Hutchison, A.T., et al., *Time-Restricted Feeding Improves Glucose Tolerance in Men at Risk for Type 2 Diabetes: A Randomized Crossover Trial.* Obesity (Silver Spring), 2019. **27**(5): p. 724-732.

51.    Munsters, M.J. and W.H. Saris, *Effects of meal frequency on metabolic profiles and substrate partitioning in lean healthy males.* PLoS One, 2012. **7**(6): p. e38632.

52.    Haganes, K.L., et al., *Time-restricted eating and exercise training improve HbA1c and body composition in women with overweight/obesity: A randomized controlled trial.* Cell Metab, 2022. **34**(10): p. 1457-1471 e4.

53.    Che, T., et al., *Time-restricted feeding improves blood glucose and insulin sensitivity in overweight patients with type 2 diabetes: a randomised controlled trial.* Nutr Metab (Lond), 2021. **18**(1): p. 88.

54.    Carlson, O., et al., *Impact of reduced meal frequency without caloric restriction on glucose regulation in healthy, normal-weight middle-aged men and women.* Metabolism, 2007. **56**(12): p. 1729-34.

55.    Yuan, X., et al., *Effect of the ketogenic diet on glycemic control, insulin resistance, and lipid metabolism in patients with T2DM: a systematic review and meta-analysis.* Nutr Diabetes, 2020. **10**(1): p. 38.

56.    Choi, Y.J., S.M. Jeon, and S. Shin, *Impact of a Ketogenic Diet on Metabolic Parameters in Patients with Obesity or Overweight and with or without Type 2 Diabetes: A Meta-Analysis of Randomized Controlled Trials.* Nutrients, 2020. **12**(7).

57.    *Excellence 70%, 100g.* Available from: https://www.lindt.de/excellence-70-100g.

58.    Nichol, A.D., et al., *Effects of Sucralose Ingestion versus Sucralose Taste on Metabolic Responses to an Oral Glucose Tolerance Test in Participants with Normal Weight and Obesity: A Randomized Crossover Trial.* Nutrients, 2019. **12**(1).

59.    Dalenberg, J.R., et al., *Short-Term Consumption of Sucralose with, but Not without, Carbohydrate Impairs Neural and Metabolic Sensitivity to Sugar in Humans.* Cell Metab, 2020. **31**(3): p. 493-502 e7.

60.	*Glykämischer Index von Früchten*. Available from: https://glycemic-index.net/de/glykaemischer-index-von-fruchten/

61.	*Glykämischer Index von Backwaren*. Available from: https://glycemic-index.net/de/glykaemischer-index-von-backwaren/

62.	*Tomaten (frisch)*. Available from: https://glycemic-index.net/de/tomaten-frisch/

63.	*Marmelade (zuckerfrei)*. Available from: https://glycemic-index.net/de/marmelade-zuckerfrei/

64.	*Glykämische Last erklärt: Definition, Formel, Vorteile und Beispiele*. Available from: https://glycemic-index.net/de/glykaemische-last/

65.	Ilic, S., L. Jovanovic, and D.J. Pettitt, *Comparison of the effect of saturated and monounsaturated fat on postprandial plasma glucose and insulin concentration in women with gestational diabetes mellitus*. Am J Perinatol, 1999. **16**(9): p. 489-95.

66.	Nesti, L., A. Mengozzi, and D. Trico, *Impact of Nutrient Type and Sequence on Glucose Tolerance: Physiological Insights and Therapeutic Implications*. Front Endocrinol (Lausanne), 2019. **10**: p. 144.

67.	Gentilcore, D., et al., *Effects of fat on gastric emptying of and the glycemic, insulin, and incretin responses to a carbohydrate meal in type 2 diabetes*. J Clin Endocrinol Metab, 2006. **91**(6): p. 2062-7.

68.	Yanagisawa, Y., *How dietary amino acids and high protein diets influence insulin secretion*. Physiol Rep, 2023. **11**(2): p. e15577.

69.	*Wie viel Protein brauchen wir?* ; Available from: https://www.dge.de/presse/meldungen/2011-2018/wie-viel-protein-brauchen-wir/

70.	Kim, H.K., et al., *Effect of the Intake of a Snack Containing Dietary Fiber on Postprandial Glucose Levels*. Foods, 2020. **9**(10).

71.	Hlebowicz, J., et al., *Effect of apple cider vinegar on delayed gastric emptying in patients with type 1 diabetes mellitus: a pilot study*. BMC Gastroenterol, 2007. **7**: p. 46.

72.	Noh, Y.H., et al., *In Vitro Inhibitory Effects of Organic Acids Identified in Commercial Vinegars on alpha-Amylase and alpha-Glucosidase*. Prev Nutr Food Sci, 2020. **25**(3): p. 319-324.

73.	Shishehbor, F., A. Mansoori, and F. Shirani, *Vinegar consumption can attenuate postprandial glucose and insulin responses; a* systematic review and meta-analysis of clinical trials. Diabetes Res Clin Pract, 2017. **127**: p. 1-9.

74.    O'Neal, T.B. and E.E. Luther, *Dawn Phenomenon*, in *StatPearls*. 2023: Treasure Island (FL).

75.    Zhao, F., et al., *Effect of Chromium Supplementation on Blood Glucose and Lipid Levels in Patients with Type 2 Diabetes Mellitus: a Systematic Review and Meta-analysis.* Biol Trace Elem Res, 2022. **200**(2): p. 516-525.

76.    Cruz, K.J., et al., *The Effect of Zinc Supplementation on Insulin Resistance in Obese Subjects: a Systematic Review.* Biol Trace Elem Res, 2017. **176**(2): p. 239-243.

77.    *Untersuchungsprogramm.*    08.03.2021]; Available from: https://www.labor-duesseldorf.de/untersuchungen/.

78.    Kostov, K., *Effects of Magnesium Deficiency on Mechanisms of Insulin Resistance in Type 2 Diabetes: Focusing on the Processes of Insulin Secretion and Signaling.* Int J Mol Sci, 2019. **20**(6).

79.    Sung, C.C., et al., *Role of vitamin D in insulin resistance.* J Biomed Biotechnol, 2012. **2012**: p. 634195.

80.    Shahgheibi, S., F. Farhadifar, and B. Pouya, *The effect of vitamin D supplementation on gestational diabetes in high-risk women: Results from a randomized placebo-controlled trial.* J Res Med Sci, 2016. **21**: p. 2.

81.    *L-Carnitin - Porträt einer Aminosäure.*  [cited 2023 19.08.2023]; Available from: https://www.thieme.de/de/naturheilverfahren/l-carnitin-portraet-einer-aminosaeure-92804.htm.

82.    Xu, Y., et al., *L-carnitine treatment of insulin resistance: A systematic review and meta-analysis.* Adv Clin Exp Med, 2017. **26**(2): p. 333-338.

83.    Okesene-Gafa, K.A., et al., *Probiotic treatment for women with gestational diabetes to improve maternal and infant health and well-being.* Cochrane Database Syst Rev, 2020. **6**(6): p. CD012970.

84.    Markowiak-Kopec, P. and K. Slizewska, *The Effect of Probiotics on the Production of Short-Chain Fatty Acids by Human Intestinal Microbiome.* Nutrients, 2020. **12**(4).

85.    Crawford, T.J., et al., *Antenatal dietary supplementation with myo-inositol in women during pregnancy for preventing gestational diabetes.* Cochrane Database Syst Rev, 2015. **2015**(12): p. CD011507.

86.     Facchinetti, F., et al., *Short-term effects of metformin and myo-inositol in women with polycystic ovarian syndrome (PCOS): a meta-analysis of randomized clinical trials.* Gynecol Endocrinol, 2019. **35**(3): p. 198-206.

87.     Calogero, A.E., et al., *Myoinositol improves sperm parameters and serum reproductive hormones in patients with idiopathic infertility: a prospective double-blind randomized placebo-controlled study.* Andrology, 2015. **3**(3): p. 491-5.

88.     Benelli, E., et al., *A Combined Therapy with Myo-Inositol and D-Chiro-Inositol Improves Endocrine Parameters and Insulin Resistance in PCOS Young Overweight Women.* Int J Endocrinol, 2016. **2016**: p. 3204083.

89.     Spiegel, K., R. Leproult, and E. Van Cauter, *Impact of sleep debt on metabolic and endocrine function.* Lancet, 1999. **354**(9188): p. 1435-9.

90.     Donga, E., et al., *A single night of partial sleep deprivation induces insulin resistance in multiple metabolic pathways in healthy subjects.* J Clin Endocrinol Metab, 2010. **95**(6): p. 2963-8.

91.     Zou, J., et al., *The Relationship between Simple Snoring and Metabolic Syndrome: A Cross-Sectional Study.* J Diabetes Res, 2019. **2019**: p. 9578391.

92.     Koren, D., et al., *Impact of obstructive sleep apnoea on insulin resistance in nonobese and obese children.* Eur Respir J, 2016. **47**(4): p. 1152-61.

93.     Huang, T.W. and T.H. Young, *Novel porous oral patches for patients with mild obstructive sleep apnea and mouth breathing: a pilot study.* Otolaryngol Head Neck Surg, 2015. **152**(2): p. 369-73.

94.     Jau, J.Y., et al., *Mouth puffing phenomena of patients with obstructive sleep apnea when mouth-taped: device's efficacy confirmed with physical video observation.* Sleep Breath, 2023. **27**(1): p. 153-164.

95.     Colrain, I.M., C.L. Nicholas, and F.C. Baker, *Alcohol and the sleeping brain.* Handb Clin Neurol, 2014. **125**: p. 415-31.

96.     Salve, J., et al., *Adaptogenic and Anxiolytic Effects of Ashwagandha Root Extract in Healthy Adults: A Double-blind, Randomized, Placebo-controlled Clinical Study.* Cureus, 2019. **11**(12): p. e6466.

97.     Chandrasekhar, K., J. Kapoor, and S. Anishetty, *A prospective, randomized double-blind, placebo-controlled study of safety and*

efficacy of a high-concentration full-spectrum extract of ashwagandha root in reducing stress and anxiety in adults. Indian J Psychol Med, 2012. **34**(3): p. 255-62.

98. Lopresti, A.L., et al., *An investigation into the stress-relieving and pharmacological actions of an ashwagandha (Withania somnifera) extract: A randomized, double-blind, placebo-controlled study.* Medicine (Baltimore), 2019. **98**(37): p. e17186.

99. Langade, D., et al., *Efficacy and Safety of Ashwagandha (Withania somnifera) Root Extract in Insomnia and Anxiety: A Double-blind, Randomized, Placebo-controlled Study.* Cureus, 2019. **11**(9): p. e5797.

100. Cheah, K.L., et al., *Effect of Ashwagandha (Withania somnifera) extract on sleep: A systematic review and meta-analysis.* PLoS One, 2021. **16**(9): p. e0257843.

101. Kelgane, S.B., et al., *Efficacy and Tolerability of Ashwagandha Root Extract in the Elderly for Improvement of General Well-being and Sleep: A Prospective, Randomized, Double-blind, Placebo-controlled Study.* Cureus, 2020. **12**(2): p. e7083.

102. Mah, J. and T. Pitre, *Oral magnesium supplementation for insomnia in older adults: a Systematic Review & Meta-Analysis.* BMC Complement Med Ther, 2021. **21**(1): p. 125.

103. Abbasi, B., et al., *The effect of magnesium supplementation on primary insomnia in elderly: A double-blind placebo-controlled clinical trial.* J Res Med Sci, 2012. **17**(12): p. 1161-9.

104. Arab, A., et al., *The Role of Magnesium in Sleep Health: a Systematic Review of Available Literature.* Biol Trace Elem Res, 2023. **201**(1): p. 121-128.

105. Tietzel, A.J. and L.C. Lack, *The short-term benefits of brief and long naps following nocturnal sleep restriction.* Sleep, 2001. **24**(3): p. 293-300.

106. Su, F., et al., *Associations of shift work and night work with risk of all-cause, cardiovascular and cancer mortality: a meta-analysis of cohort studies.* Sleep Med, 2021. **86**: p. 90-98.

107. Sadeghniiat-Haghighi, K., et al., *Shift work and insulin resistance (HOMA-IR) among professional drivers.* Work, 2022. **72**(2): p. 595-600.

108. Yan, Y.X., et al., *Investigation of the Relationship Between Chronic Stress and Insulin Resistance in a Chinese Population.* J Epidemiol, 2016. **26**(7): p. 355-60.

109.    Yaribeygi, H., et al., *Molecular mechanisms linking stress and insulin resistance.* EXCLI J, 2022. **21**: p. 317-334.

110.    Nollet, M., W. Wisden, and N.P. Franks, *Sleep deprivation and stress: a reciprocal relationship.* Interface Focus, 2020. **10**(3): p. 20190092.

111.    Hamer, M., R. Endrighi, and L. Poole, *Physical activity, stress reduction, and mood: insight into immunological mechanisms.* Methods Mol Biol, 2012. **934**: p. 89-102.

112.    Sachser, N., M. Durschlag, and D. Hirzel, *Social relationships and the management of stress.* Psychoneuroendocrinology, 1998. **23**(8): p. 891-904.

113.    Pascoe, M.C., et al., *Mindfulness mediates the physiological markers of stress: Systematic review and meta-analysis.* J Psychiatr Res, 2017. **95**: p. 156-178.

114.    Balban, M.Y., et al., *Brief structured respiration practices enhance mood and reduce physiological arousal.* Cell Rep Med, 2023. **4**(1): p. 100895.